엉덩이 빈약한 남자
탈출 프로젝트

남자의 힘을
완성하는
절대 10분

정주호 지음

비타북스

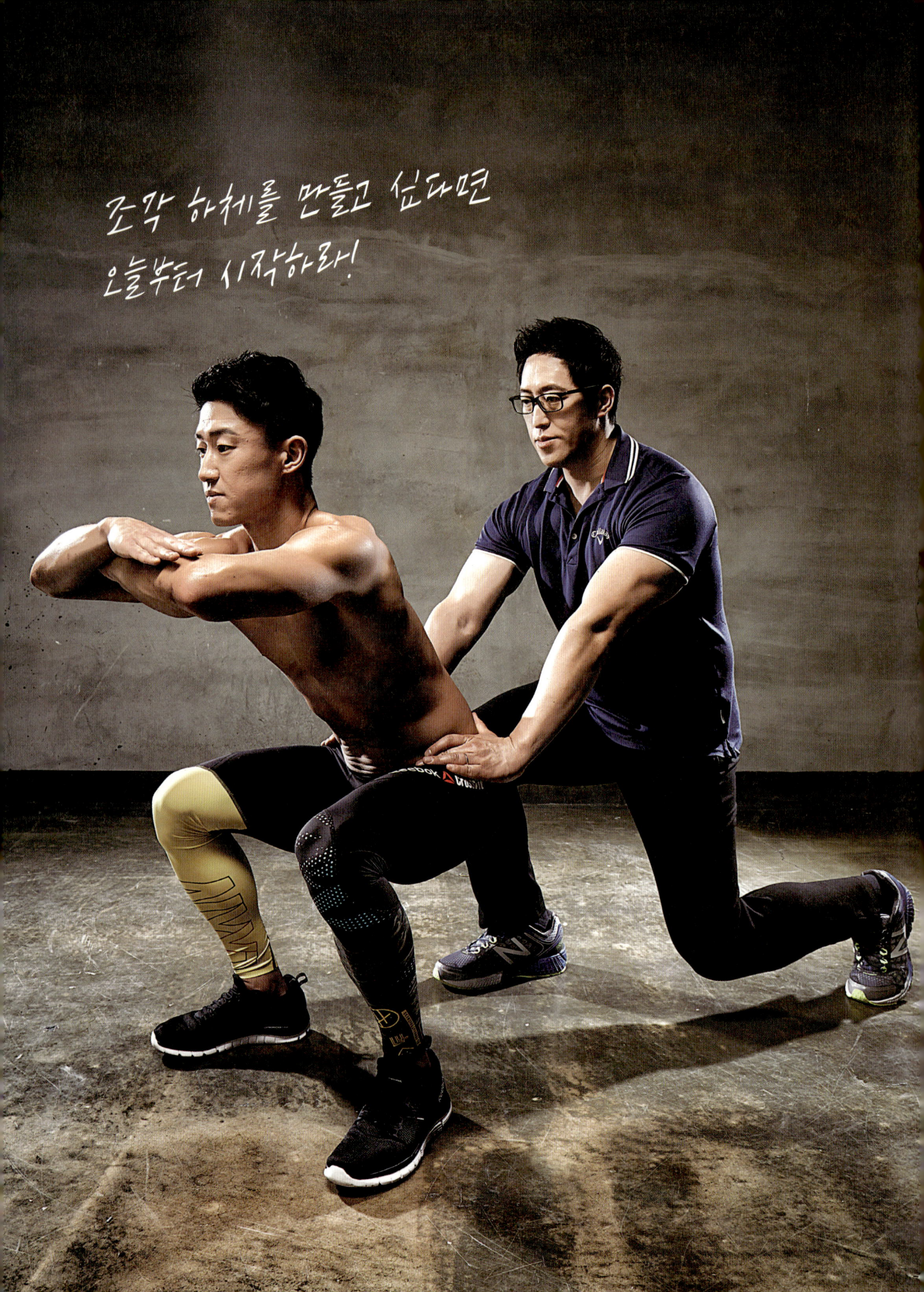

핏이 다른 엉덩이를 만드는

저자 정주호는,

어린 시절 나약했던 몸과 마음을 극복하기 위해 운동을 시작한 이후 23년째 트레이너의 길을 걷고 있다. 국내 최초로 5개국(미국, 캐나다, 홍콩, 호주, 한국)에서 트레이너 자격을 취득했으며, 근육과 마음의 힘을 함께 키워주는 멘탈 피트니스 전문가이다.

이병헌, 이범수, 다니엘 헤니, 송중기, 고수, 한채영, 심은경, 한효주, 손담비, 유이 등 300여 명에 달하는 스타들의 건강하고 매력적인 몸을 만든 마이더스의 손이며 국가대표 수영 선수 박태환의 체력 감독을 맡기도 했다.

현재 건강 코칭 기업인 '스타트레인' 대표, UN 산하 기구인 'IVI(국제백신연구소)' 고문을 맡고 있다. 또한 '횃불트리니티신학대학원대학교'에서 Health&Mission 강의, 전 세계 어린이들을 후원하는 '한국컴패션'의 건강 멘토로서 아이들의 건강한 미래를 위한 운동 프로그램을 개발하는 등 다양한 활동을 펼치고 있다.

그 밖에 국내외 여러 기업에서 '건강한 몸과 마음'을 주제로 활발한 강연을 벌이며 《남자 몸을 만드는 절대 10분》을 비롯해 13권의 책을 집필·번역했다.

모델 이승환은,

피트니스 모델로 《Health&Exercise》, 《allure》, 《우먼센스》 등에서 활약했으며, 현재 '임펄스휘트니스'에서 퍼스널 트레이너 팀장을 맡고 있다.

하루 10분 4주 트레이닝

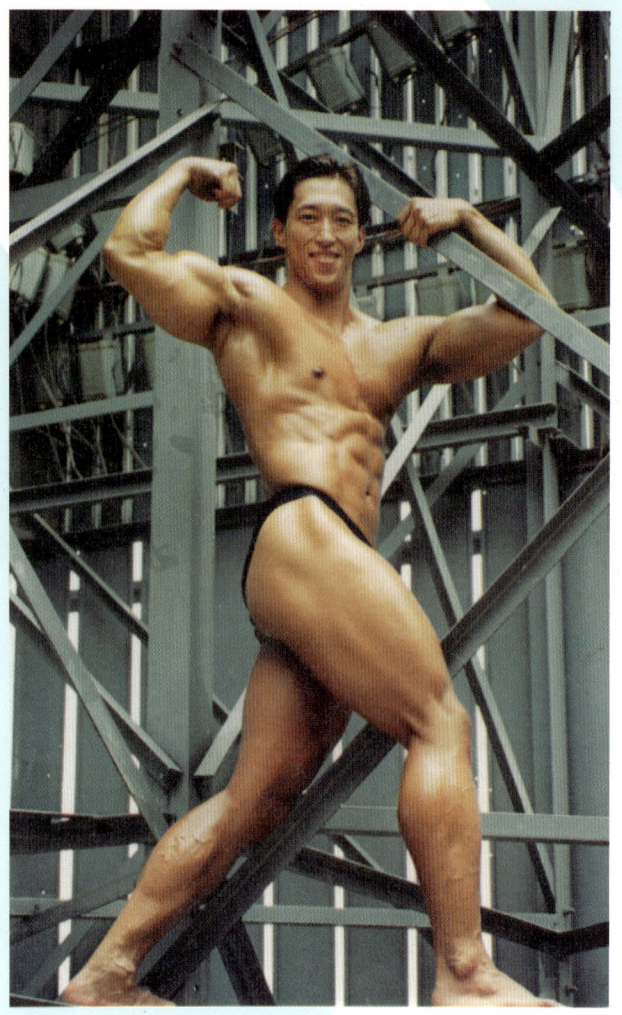

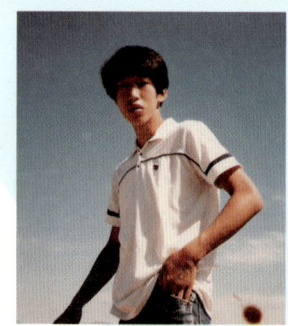

1 몸무게가 겨우 49kg 정도였던 시절의 모습.

2 '미스터 서울 헤비급 대표 선수'로 활약하던 시절의 모습.

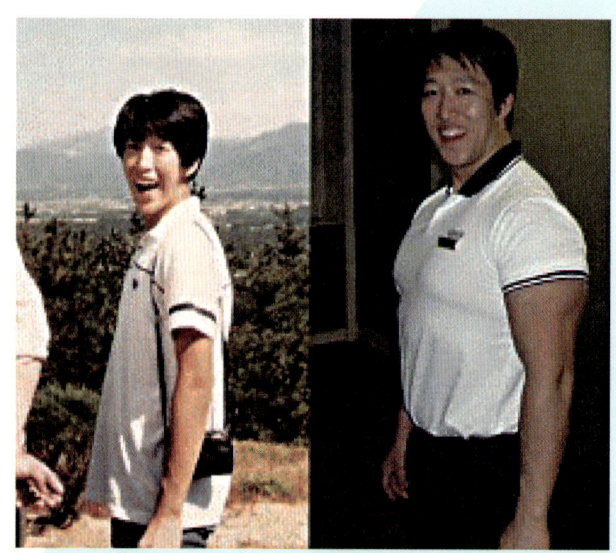

3 작은 골격과 마른 체형을 극복하고, 운동 후 자타가 공인하는 멋진 몸을 완성한 정주호 트레이너.

하체 강한 남자가 될 준비, 되셨습니까?

강하고 멋진 남성은 엉덩이가 다르다

애플 힙이라는 말은 대개 여성의 엉덩이를 떠올리게 합니다. '엉덩이'라는 부위는 그동안 남성의 것이 아니라고 여겨졌지요. 그러나 '힘의 원천은 허리', '말벅지', '잔근육이 춤을 추는 다리' 등 남성의 육체미를 가리키는 말들은 대부분 '하체'에서 기원합니다.

사실 우리가 허리나 허벅지의 힘을 쓰는 것이라고 생각하는 동작을 할 때, 엉덩이 근육이 없다면 그 어떤 동작도 힘이 들어간 상태로 수행할 수 없습니다. 그래서 하체 운동에서는 엉덩이 근력을 강화하는 동작들을 빼놓을 수가 없지요. 특히 헬스장에서 거의 상체 운동만을 하는 남성분들이 많은데, 저는 항상 그런 분들께 하체 운동을 권합니다. 하체가 발달해야 상체의 근육 또한 발달할 수 있기 때문이지요.

힘의 측면뿐 아니라, 엉덩이 운동은 어느새 키 높이 깔창과 한 몸이 되어 버린 남성들에게도 필수적인 운동입니다. 엉덩이가 탄탄해진다고 해서 실제로 키가 커지는 것은 아니지만, 약 5cm 정도 엉덩이의 위치가 올라가서 다리가 길어 보이는 효과를 줄 수 있지요. 깡마르고 빈약한 몸이든 살이 붙어 힘없이 처진 몸이든 일단 엉덩이에만 근육을 탄탄하게 붙여보십시오. 놀랍도록 변화된 스스로를 보게 될 것입니다.

남성의 가장 매력적인 신체 부위는 엉덩이다

이삼십 대 여성들은 남성의 매력적인 신체 부위를 꽤 디테일하고 다양하게 꼽습니다. 힘줄이 도드라진 팔, 골이 선명하면서도 탄탄한 가슴, 니트를 입었을 때 느껴지는 탄력적이고 입체적인 등 근육, 넓고 듬직하지만 둔탁하지 않은 어깨…. 하지만 여성들이 공통적으로 말하는 남자의 매력적인 신체 부위는 '탄탄하게 올라붙은 엉덩이'입니다. 다른 부위는 어떤 어깨, 어떤 가슴, 어떤 팔을 원한다고 구체적으로 말하지만 입을 모아 매력적이라고 말하는 엉덩이는 그저 '탄력적'이라는 조건을 충족하면 되는 것이지요. 거꾸로 생각해 보면 탄력적인 엉덩이만 만들어도 남성의 매력을 어필할 수 있는 몸이 된다는 것입니다.

이제 탄탄한 엉덩이가 여성에게 매력적으로 보일 수 있다는 사실을 아셨으면 합니다. 하체 운동을 하면서 대둔근을 집중적으로 단련하는 남성들, 그들이야말로 매력에 대해 뭔가 좀 아는 분들이지요.

강한 허리, 선 굵은 허벅지, 탄력적인 다리를 완성한다

엉덩이 근육을 단련하는 운동들은 대부분 허벅지나 허리를 함께 자극합니다. 바닥에 누운 채로 골반을 들어 올리는 브릿지 동작은 간단한 동작이지만 엉덩이 근육과 허벅지 뒤쪽 근육을 동시에 자극하지요. 허벅지를 단련하는 스쿼트 동작은 엉덩이 근육과 허리 전면 근육, 허벅지 앞쪽 근육을 동시에 단련하는 일석삼조의 효과가 있습니다.

이렇게 엉덩이 근육을 단련하는 동작들은 마치 세트처럼 허리와 다리의 근육을 함께 단련하게 합니다. 여러 근육을 동시에 유기적으로 자극하기 때문에 자칫 주요 부위의 근력을 제대로 키우지 못하는 건 아닌지 걱정할 수 있지만, 운동하고 있는 부위에 최대한 집중한다면 그 어떤 운동보다 하체 근력을 키우는 효과를 극대화할 수 있습니다. 하체의 근력을 키울수록 체내의 남성 호르몬 수치가 높아진다고 합니다. 근육의 이완과 수축에 신경 쓰면서 하루 10분, 엉덩이를 단련하는 운동을 통해 활력 넘치는 남자의 몸을 만들어보십시오.

탄력과 힘으로 무장한 하체 라인,
4주 만에 완성한다

하루 4가지 동작, 4주 트레이닝으로 하체가 바뀐다

4주 엉덩이 운동 프로그램은 하루에 4가지 동작을 하도록 구성되어 있다. 월·수·금요일은 엉덩이 근육을 탄탄하게 만드는 운동, 화·목·토요일은 엉덩이 주변 근육을 강화하는 운동을 하게 된다. 다리, 허리, 허벅지, 복부 운동을 하는 화·목·토요일에도 엉덩이 근육은 꾸준히 자극되기 때문에 실질적으로는 매일 엉덩이 근육을 단련하는 셈이다.

1주차의 월요일에는 4가지 동작을 익히고, 수요일에는 월요일에 배운 2가지 동작 중 2가지를 복습하고 2가지 동작을 새로 배운다. 금요일 역시 수요일에 배운 2가지 동작을 복습하고 2가지 동작을 새로 배우는 시스템이다. 엉덩이 주변 근육 운동은 '부위별 운동'으로 매주 새로운 4가지 동작을 배우는데 화·목·토요일에 반복 시행하면 된다. 4주 동안 총 42가지의 운동법으로 힘의 원천이 되는 건강한 하체와 탄력적인 엉덩이를 얻게 될 것이다.

하루 10분 운동으로 충분한 복합 트레이닝!

"집중력을 발휘해 하루에 10분만 운동하라"고 말하면 많은 사람들이 '과연 10분으로 될까?'라는 의문을 갖는다. 결론부터 말하자면 하루 10분으로도 얼마든지 탄탄한 몸을 만들 수 있다. 무조건 많은 시간을 운동에 투자할 필요는 없다. 얼마만큼 오랫동안 운동하느냐보다 얼마만큼 집중력을 발휘하느냐가 더 중요하기 때문이다.

종류를 다양하게 묶어 목표 근육군과 주변 근육들을 함께 단련하는 운동을 복합 트레이닝이라고 한다. 4주 엉덩이 운동 프로그램에서는 한 가지 동작을 시행할 때 3~7개의 근육을 자극해 칼로리 소모가 매우 높다. 집중력을 가지고 10분 동안 복합 트레이닝을 하면 결과적으로 적게는 3배, 많게는 7배까지도 운동 효과가 커지는 것이다.

운동 능력에 따라 강도 조절이 가능하다

4주 엉덩이 운동 프로그램은 누구나 쉽게 따라 할 수 있는 맨몸 운동으로 구성되어 있다. 1주에서 4주까지 '엉덩이 1', '엉덩이 2' … 식으로 숫자가 커짐에 따라 운동 강도가 서서히 높아지는 시스템이기 때문에 무리 없이 진행할 수 있다. 하지만 워낙 체력이 약해 힘에 부치거나 전혀 자극이 되지 않는다면 강도를 조절할 수 있다.

대부분의 동작은 20회 3세트로 진행한다. 만약 강도를 높이고자 할 때는 20회 4세트나 25~30회 3세트처럼 세트 수나 반복 횟수를 늘리면 된다. 강도를 낮출 때는 15회 3세트나 20회 2세트로, 세트 수나 반복 횟수를 줄여 자신의 능력에 맞게 운동하도록 하자.

근육 생성과 체중 감량을 동시에 해결하는 프로그램!

유산소 운동을 할 때 심장과 폐가 가장 효과적으로 기능할 수 있는 '적정심박수'라는 것이 있는데 이를 유지하며 운동을 해야 심폐지구력 향상과 체지방 감소에 도움이 된다. 따라서 1분에 130~140회 정도의 심박수로 운동하는 게 좋다.

4주 엉덩이 운동 프로그램은 런지와 스쿼트를 동시에 실시하거나 점프하면서 스쿼트를 실시하는 등 역동적인 근력 운동 세트가 반복되면서, 유산소 운동을 하듯 높은 심박수를 유지시킨다. 우리 몸에서, 특히 하체에서 엉덩이 근육의 크기가 가장 크다. 따라서 엉덩이 운동을 함으로써 전신의 모든 근력을 높일 수 있고, 유산소 운동을 하듯 체중 감량도 이루어지는 것이다.

▶ **엉덩이를 제대로 운동하고 싶다면**
'워밍업 스트레칭 → 주차별 엉덩이 운동(월·수·금) or 부위별 운동(화·목·토) → 릴렉스 스트레칭'을 단계별로 시행한다.

▶ **상·하체 균형 잡힌 몸을 원한다면**
엉덩이 근육을 탄탄하게 만드는 운동뿐 아니라 전체적으로 균형 잡힌 몸을 만들고 싶다면, 《남자의 어깨를 완성하는 절대 10분》의 4주 어깨 운동 프로그램을 함께 시행하는 것이 좋다.
'워밍업 스트레칭 → 주차별 엉덩이 운동(월·수·금) or 부위별 운동(화·목·토) → 주차별 어깨 운동(월·수·금) or 부위별 운동(화·목·토) → 릴렉스 스트레칭'을 단계별로 시행한다.

식단보다 중요한 섭취 총량의 법칙, '어떻게' 먹을까 고민하라!

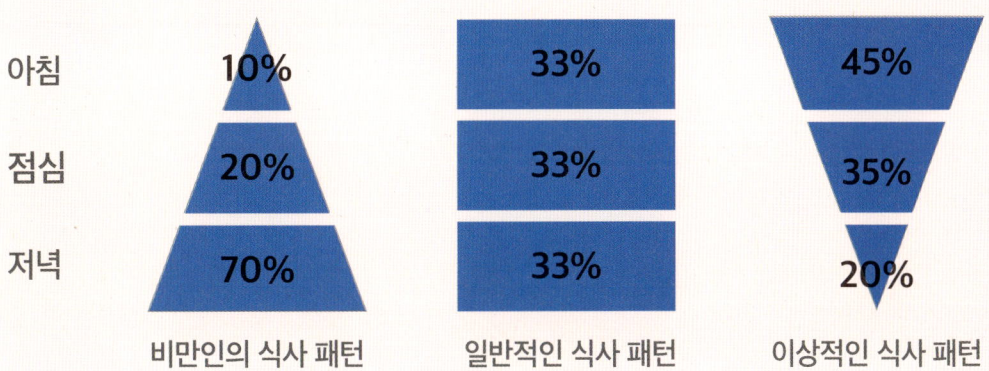

제대로 먹어야 제대로 움직인다

운동이나 다이어트를 시작하는 사람들에게 식이요법에 대한 질문을 받을 때마다 '무엇'보다는 '어떻게'가 중요하다고 강조하지만, 아직도 많은 사람들이 무엇을 먹어야 살을 뺄 수 있는지, 무엇을 먹어야 근육을 키울 수 있는지 묻고는 한다. 그럴 때마다 단호하게 말하지만, 먹어서 살이 빠지거나 근육이 절로 커지는 음식은 없다.

그렇기 때문에 '무엇을 먹어야 할까?'를 생각하기보다는 '어떻게 먹어야 할까?'를 고민하는 것이 중요하다. 특히 지방을 줄일수록 근육이 더욱 선명하게 드러나므로 가능하면 식단 조절과 운동을 함께 실시해 보자.

활동량이 많은 시간에 섭취량을 맞춘다

비만인의 식사 패턴을 살펴보면 하루 세 끼를 꼬박꼬박 섭취하는 경우가 매우 드물다. 우리 몸은 공복기가 길어지면 다음에 섭취하는 칼로리를 지방으로 먼저 변환시켜 몸속에 저장해 둔다. 이것이 체지방으로 비만의 주범이 된다. 따라서 공복기를 최대한 줄일 수 있도록 세 끼를 규칙적으로 챙겨 먹어야 한다.

다음으로는 아침, 점심, 저녁의 섭취 비율을 조절해야 한다. 하루 세 끼를 동일한 비율로 섭취하는 패턴을 일반적인 식사 패턴이라고 가정해 보자. 비만인의 식사 패턴은 아침이 10%, 점심이 20%, 저녁이 70%가량 된다. 아침은 간단하게 우유나 주스 한 잔으로 때우고 점심엔 김밥이나 분식으로 허기를 달래다가 저녁이 되어서야 고기를 굽고 술을 마시고, 배부르게 밥을 먹는 것이다.

체중을 조절하려면 이런 잘못된 식습관부터 바꿔야 한다. 음식은 주로 활동하는 시간인 아침이나 낮에 섭취하는 것이 바람직하다. 누구나 알고 있듯이, 똑같은 음식이라도 아침에 먹으면 살이 덜 찌는 반면 저녁에 먹으면 살이 찌기 쉽다. 몸의 호르몬 분비 체계가 시간에 따라 변하기 때문이다. 아침에는 체지방을 분해하는 호르몬이 많이 분비되는 반면 저녁에는 체지방을 축적하는 호르몬이 많이 분비된다. 따라서 섭취량의 비율을 거꾸로 바꾸게 되면 체중 조절이 훨씬 더 수월해진다. 아침을 40~50% 정도로 섭취하고 점심을 30%, 저녁을 15~20% 정도로 제한해 섭취하는 것이 좋다. 하루 총량이 동일하더라도 체중이 불어나지 않으면서 근력 운동과 병행할 수 있고, 식단 조절에 대한 스트레스도 덜 받을 수 있는 이상적인 식사 패턴으로 말이다.

식단 조절 스트레스를 줄이며 체중을 감량한다

가장 쉽고 기본적인 식사 조절 방법은 섭취하는 총량은 유지하되 분배를 달리하는 방법이다. 하루 세 끼를 규칙적으로 먹되, 이상적인 섭취량 분배 법칙에 따라 그 양을 조절하면 특별한 식이요법을 진행하지 않아도 눈에 띄는 체중 변화를 겪게 될 것이다. 좀 더 드라마틱한 체중 감량 효과를 보고 싶다면 하루 섭취 총량을 기존의 70% 정도로 낮추는 것도 좋다.

Warming-up stretching

준비 운동 1 ▷ 점프하며 팔 뻗기

1. 주먹 쥔 양손을 얼굴 앞쪽에 자연스럽게 모으고 선다.

2. 제자리에서 점프하며, 다리를 넓게 벌려서 착지한다. 점프할 때 팔을 머리 위로 곧게 뻗는다. 20회 실시.

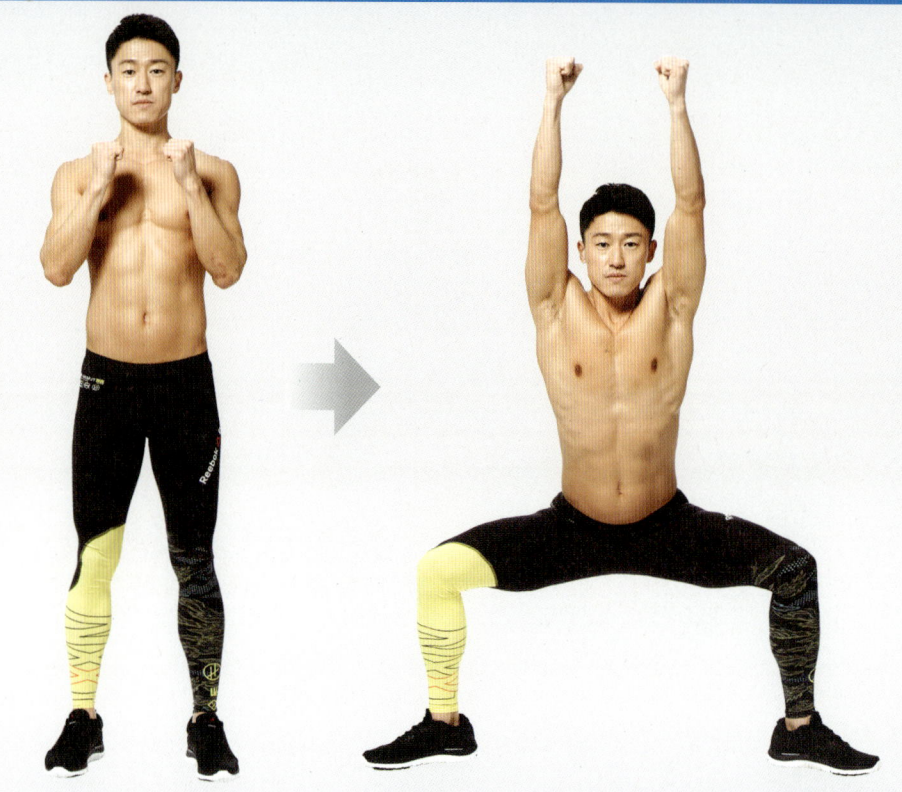

준비 운동 2 ▷ 상체 숙여 팔 벌리기

1. 상체를 숙여 몸을 ㄱ자 형태로 만들고 팔을 구부려 가슴 앞에 모은다.

2. 오른쪽 다리를 사선 뒤로 뻗는 동시에 양팔을 크게 벌린다. 1로 돌아와 왼쪽도 실시한다. 좌우 20회씩 실시.

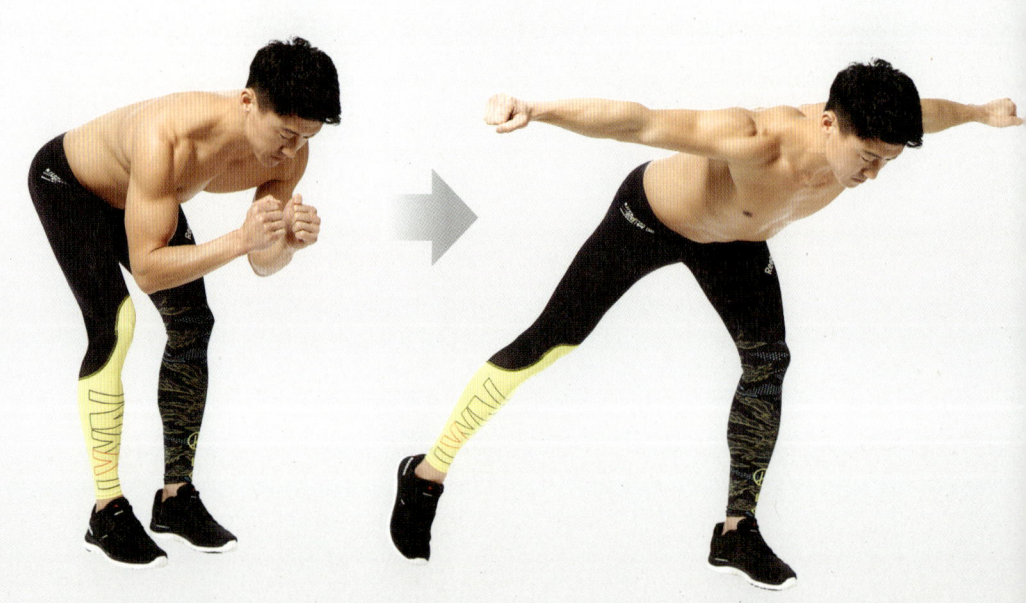

준비 운동 3 > 엎드려 다리 벌렸다 모으기

1. 엎드려서 팔꿈치를 구부려 몸통을 일직선으로 유지하고, 주먹 쥔 양손을 얼굴 아래쪽에 모은다.

2. 양발을 최대한 옆으로 벌렸다 모은다. 20회 실시.

준비 운동 4 > 팔다리 곧게 뻗기

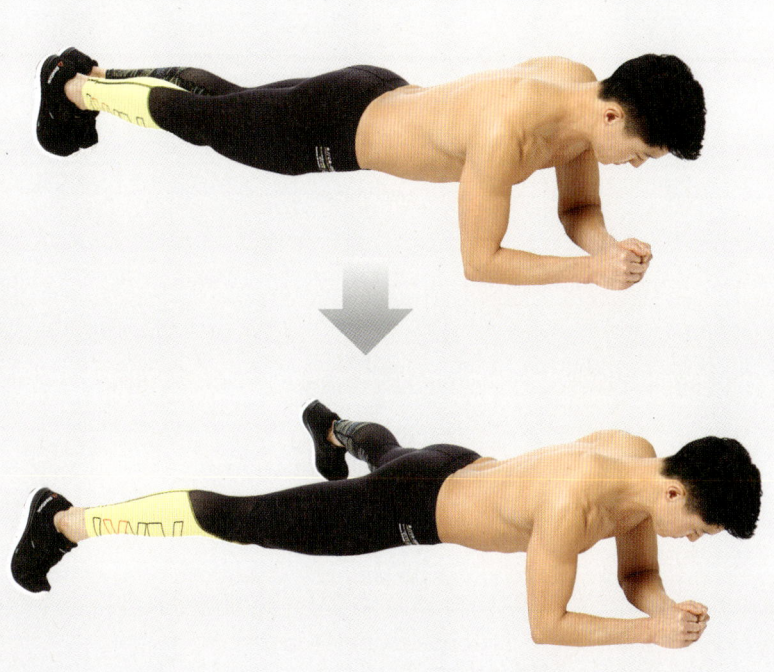

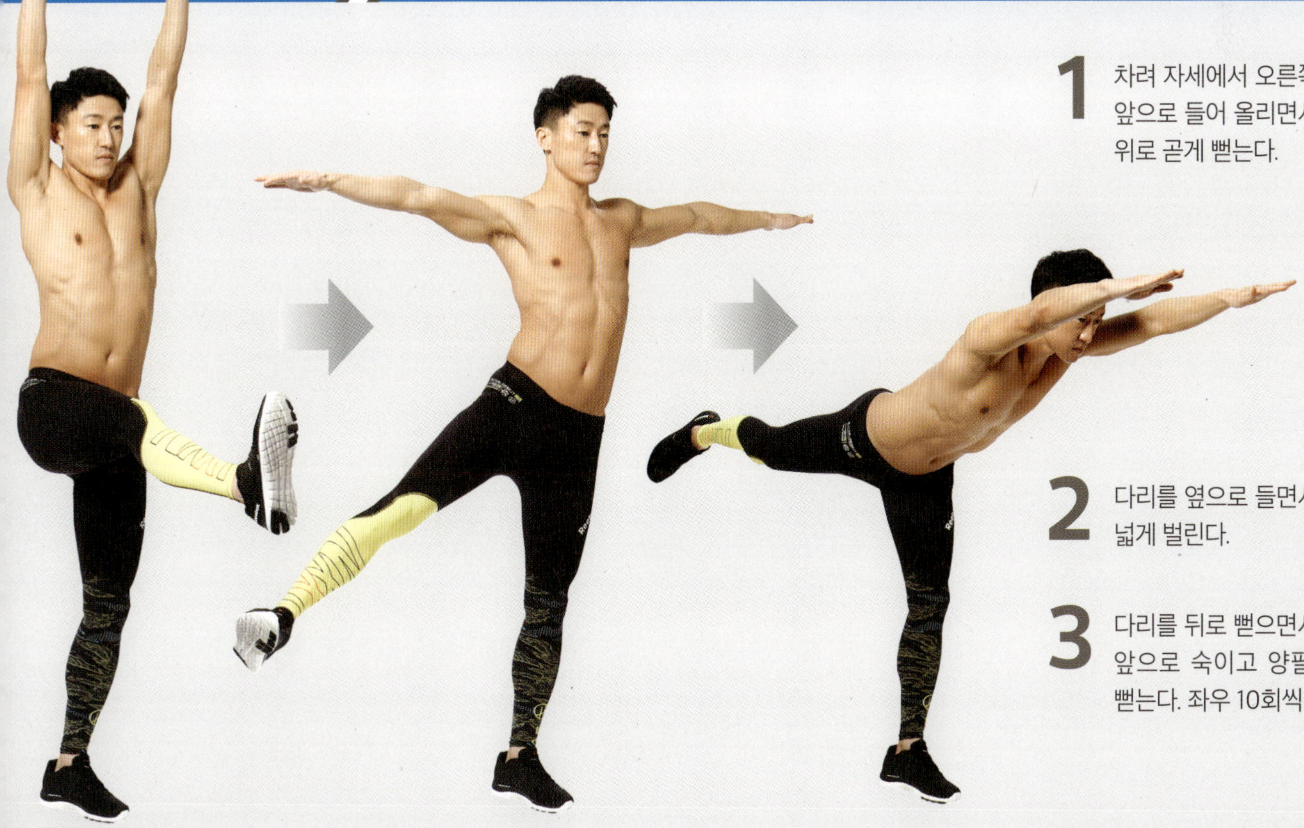

1. 차려 자세에서 오른쪽 다리를 앞으로 들어 올리면서 양팔을 위로 곧게 뻗는다.

2. 다리를 옆으로 들면서 양팔을 넓게 벌린다.

3. 다리를 뒤로 뻗으면서 상체를 앞으로 숙이고 양팔을 곧게 뻗는다. 좌우 10회씩 실시.

Warming-up stretching

준비 운동 5 〉 제자리 뛰며 어깨 돌리기

1 양팔을 활짝 펴서 원을 그리듯 어깨를 돌리며 제자리에서 뛴다. 30초 동안 실시.

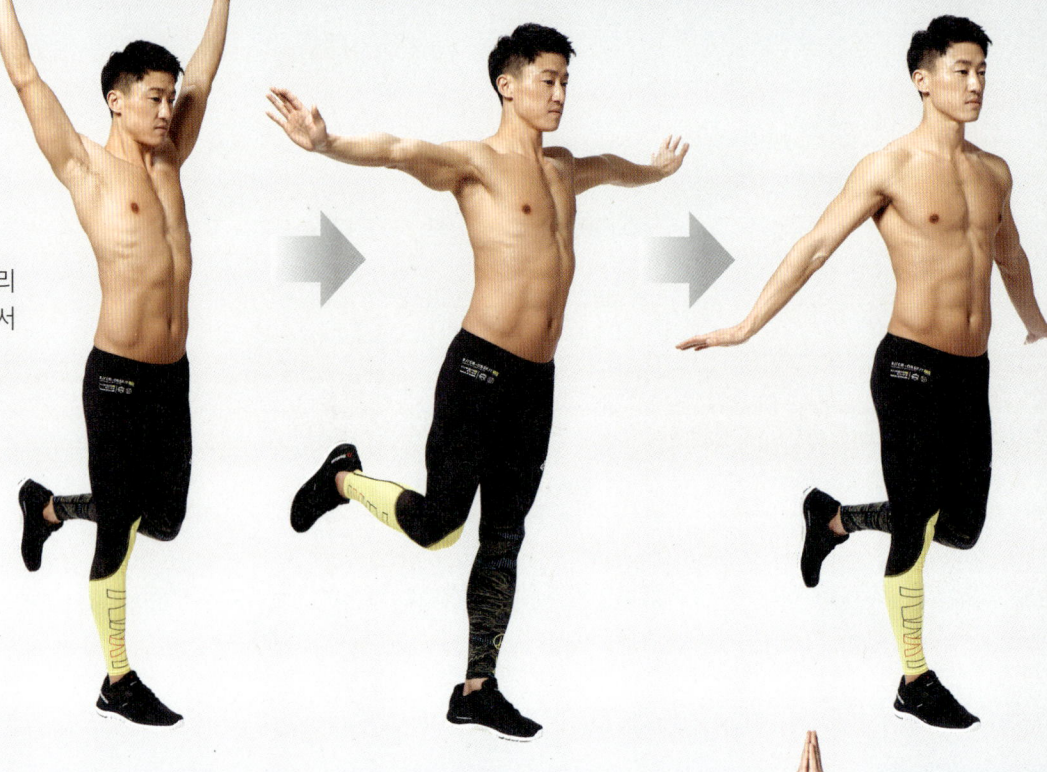

준비 운동 6 〉 앉았다 일어서며 손뼉 치기

1 상체를 곧게 세운 상태에서 오른발을 어깨너비만큼 옆으로 내딛으며 앉는다.

2 왼발을 오른발이 이동한 방향으로 보내 양발을 모으고 일어난다. 이때 팔은 머리 위로 곧게 뻗어 손뼉을 친다. 계속 같은 방향으로 이동하며 반복한다. 좌우 10회씩 실시.

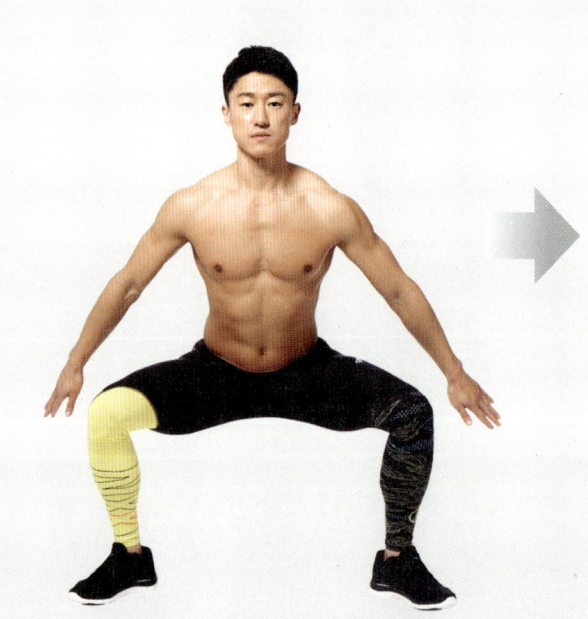

준비 운동 7 › 달리기 자세에서 무릎 들어 올리기

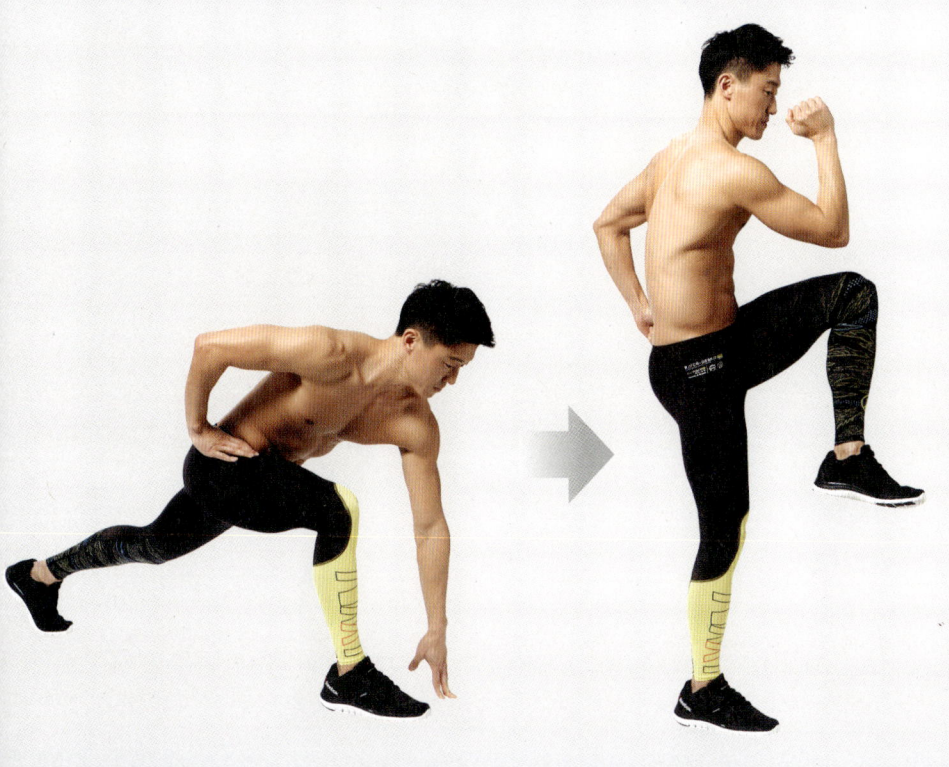

1. 오른쪽 다리는 구부리고 왼쪽 다리는 뒤로 곧게 뻗어 달리기 자세를 취한다.

2. 무릎을 펴면서 일어나는 동시에 뒤로 뻗었던 다리의 무릎을 최대한 가슴 쪽으로 높이 끌어 올린다. 연속 동작으로 쉬지 않고 반복한다. 좌우 10회씩 실시.

준비 운동 8 › 상체 숙였다가 뒤로 젖히기

1. 다리를 어깨너비보다 넓게 벌리고 서서 팔짱을 끼고 최대한 상체를 숙인다.

2. 상체를 살짝 들었다가 다시 숙이면서 팔을 뻗어 손바닥으로 바닥을 터치한다.

3. 1로 돌아왔다가 일어서면서 상체를 뒤로 젖혀 팔을 곧게 편다. 10회 실시.

Relax stretching

마무리 운동 1 ▸ 목 당겨주기

1. 오른손으로 머리의 왼쪽 부분을 감싸듯이 잡는다.

2. 왼쪽 어깨가 움직이지 않게 지그시 머리를 누른다. 좌우 10~20초 동안 실시.

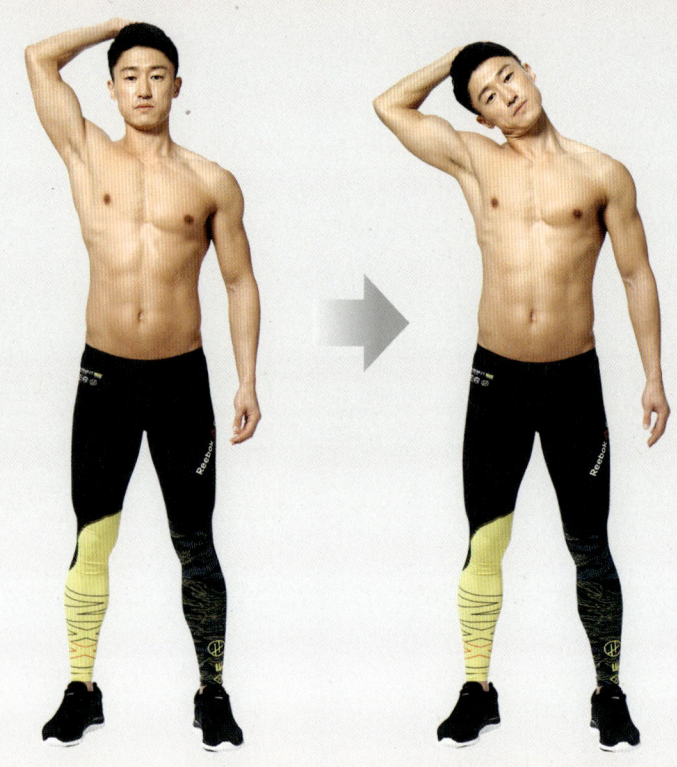

마무리 운동 2 ▸ 어깨 돌리기

1. 양팔을 곧게 펴서 머리 위로 들어 올린다.

2. 팔꿈치를 구부려 양손을 귀 옆까지 내린다.

3. 1로 돌아와 팔을 머리 위로 들었다가 최대한 크게 뒤쪽으로 돌려 내린다. 10회 실시.

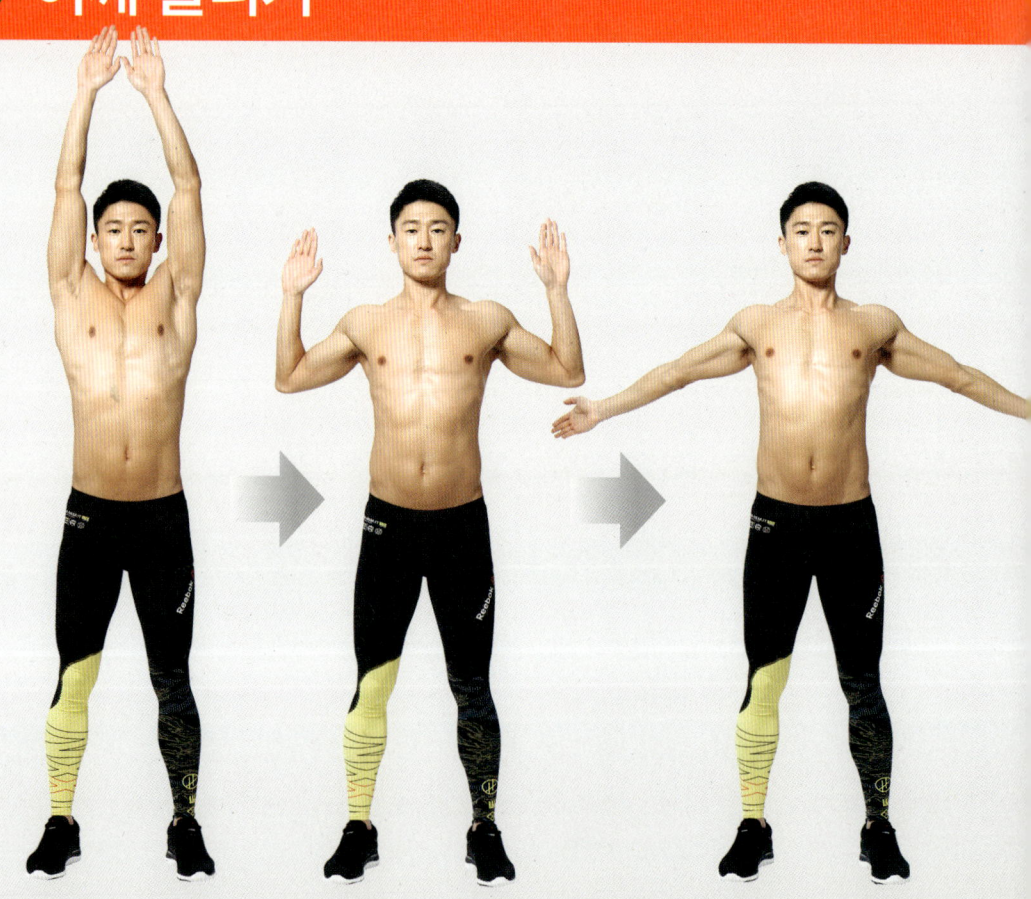

마무리 운동 3 〉 가슴 펴기 & 등 굽히기

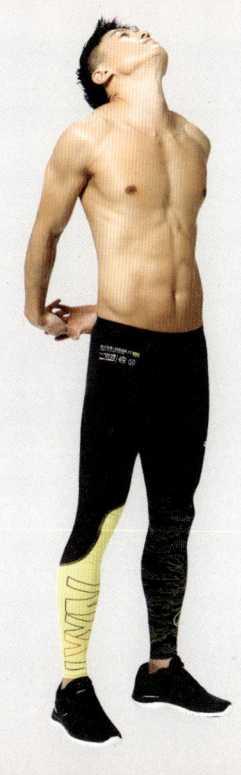

가슴
허리를 곧게 편 상태에서 양손은 등 뒤로 깍지를 끼고 천천히 아래로 내린다. 가슴을 활짝 펴고 머리는 뒤로 최대한 젖힌다. 10~20초 동안 실시.

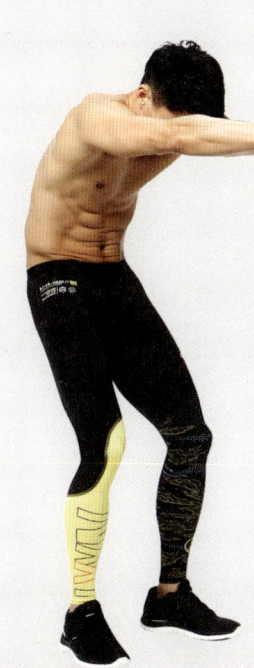

등
깍지 낀 양손을 앞으로 쭉 뻗으며 등을 굽혀 양쪽 날개뼈 사이를 최대한 벌린다. 이때 머리는 앞으로 천천히 숙인다. 10~20초 동안 실시.

마무리 운동 4 〉 팔 벌려 허리 돌리기

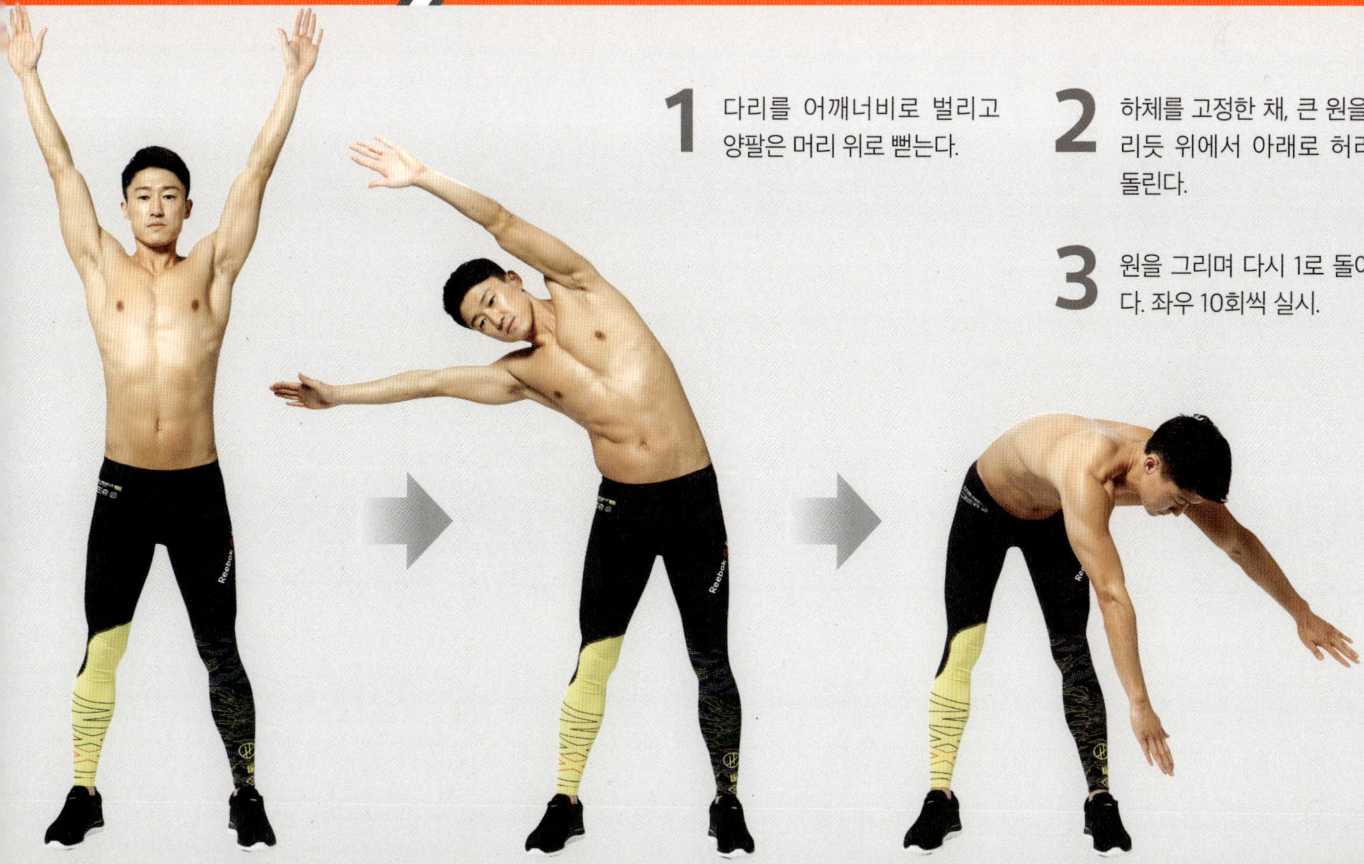

1 다리를 어깨너비로 벌리고 양팔은 머리 위로 뻗는다.

2 하체를 고정한 채, 큰 원을 그리듯 위에서 아래로 허리를 돌린다.

3 원을 그리며 다시 1로 돌아온다. 좌우 10회씩 실시.

Relax stretching

마무리 운동 5 ▶ 다리 넓게 벌려 앉기

1. 다리를 어깨너비보다 넓게 벌리고 양손을 펴서 발끝 안쪽에 놓는다.

2. 허리를 곧게 펴고 엉덩이를 내려 앉으면서 정면을 바라본다. 10회 실시.

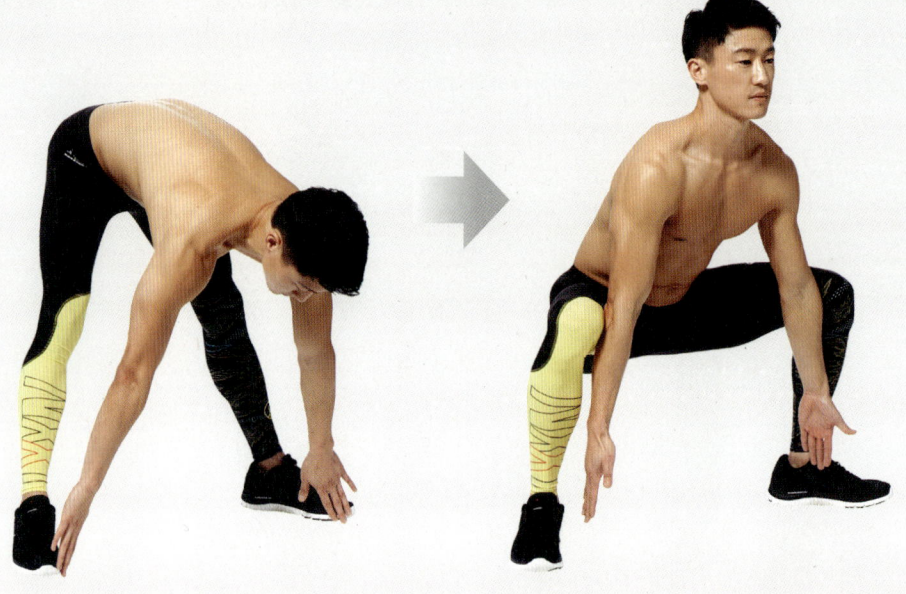

마무리 운동 6 ▶ 엉덩이&허벅지 스트레칭하기

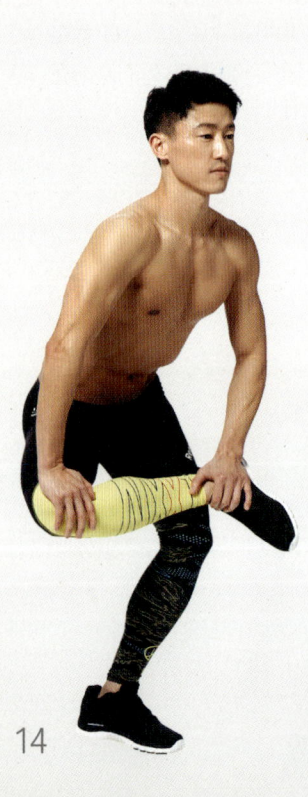

엉덩이
오른쪽 발목을 왼쪽 무릎에 올려 놓고 의자에 앉듯 엉덩이를 살짝 뒤로 뺀다. 이때 한 손으로 발목을 잡고, 다른 손으로 무릎을 지그시 누른다. 좌우 10~20초 동안 실시.

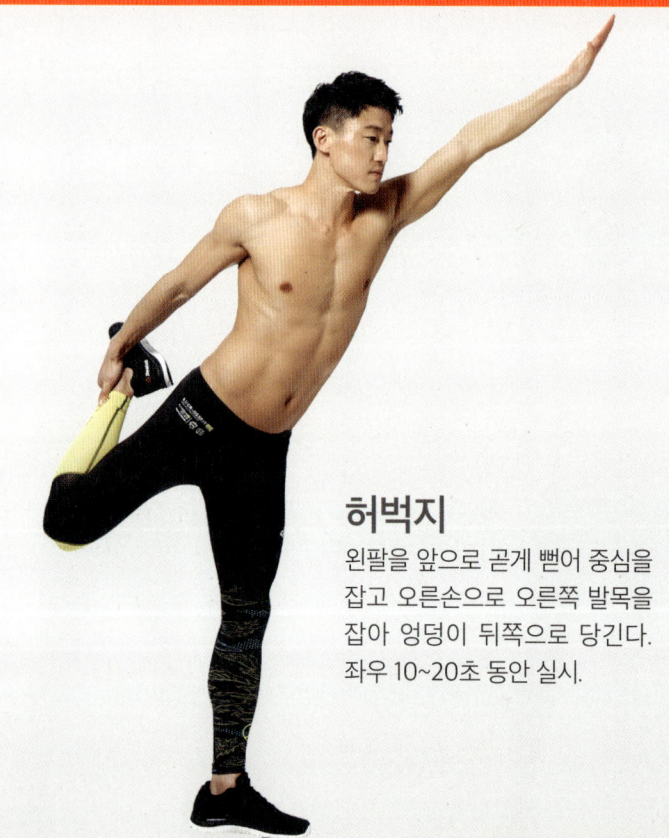

허벅지
왼팔을 앞으로 곧게 뻗어 중심을 잡고 오른손으로 오른쪽 발목을 잡아 엉덩이 뒤쪽으로 당긴다. 좌우 10~20초 동안 실시.

마무리 운동 7 > 무릎 돌리기

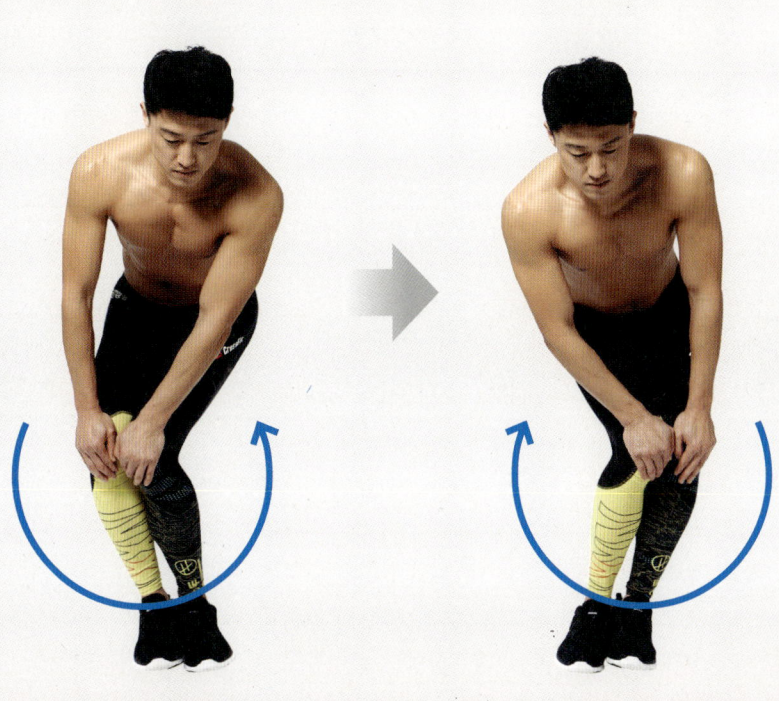

1. 무릎을 모아 살짝 구부린 후 천천히 원을 그리며 돌린다.
2. 반대편 방향으로 원을 그리며 무릎을 돌린다. 좌우 10회씩 실시.

마무리 운동 8 > 발목 돌리기

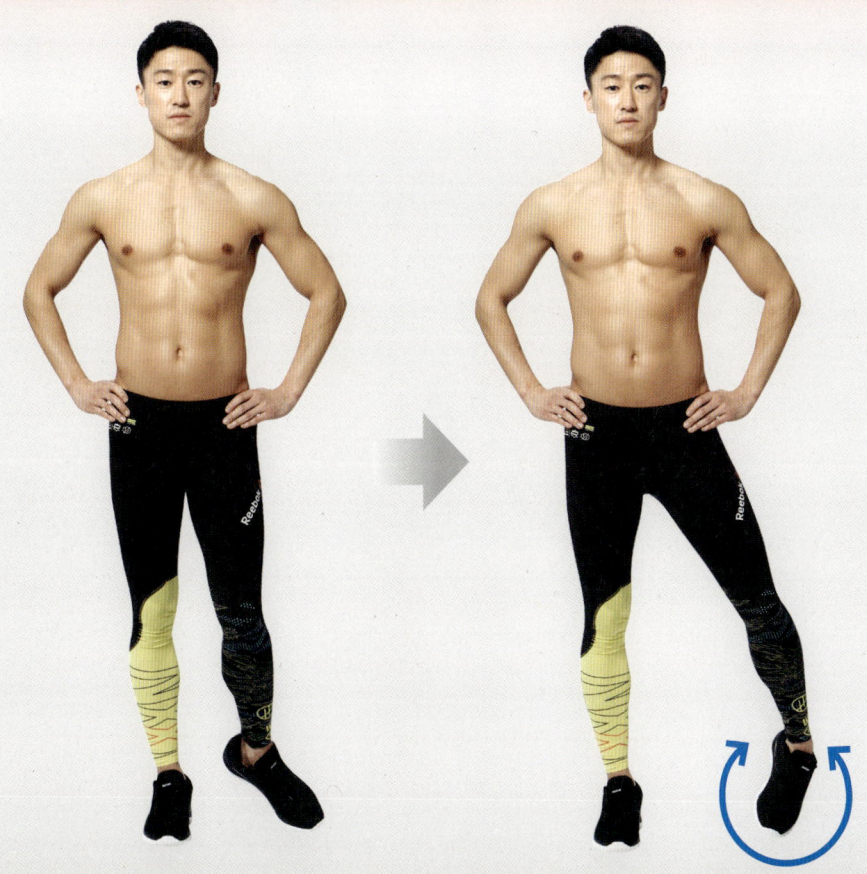

1. 편안한 자세로 서서 한쪽 발을 뒤로 살짝 짚고 발끝을 세운다.
2. 과도하게 꺾지 않도록 주의하며 발목을 돌린다. 좌우 10회씩 실시.

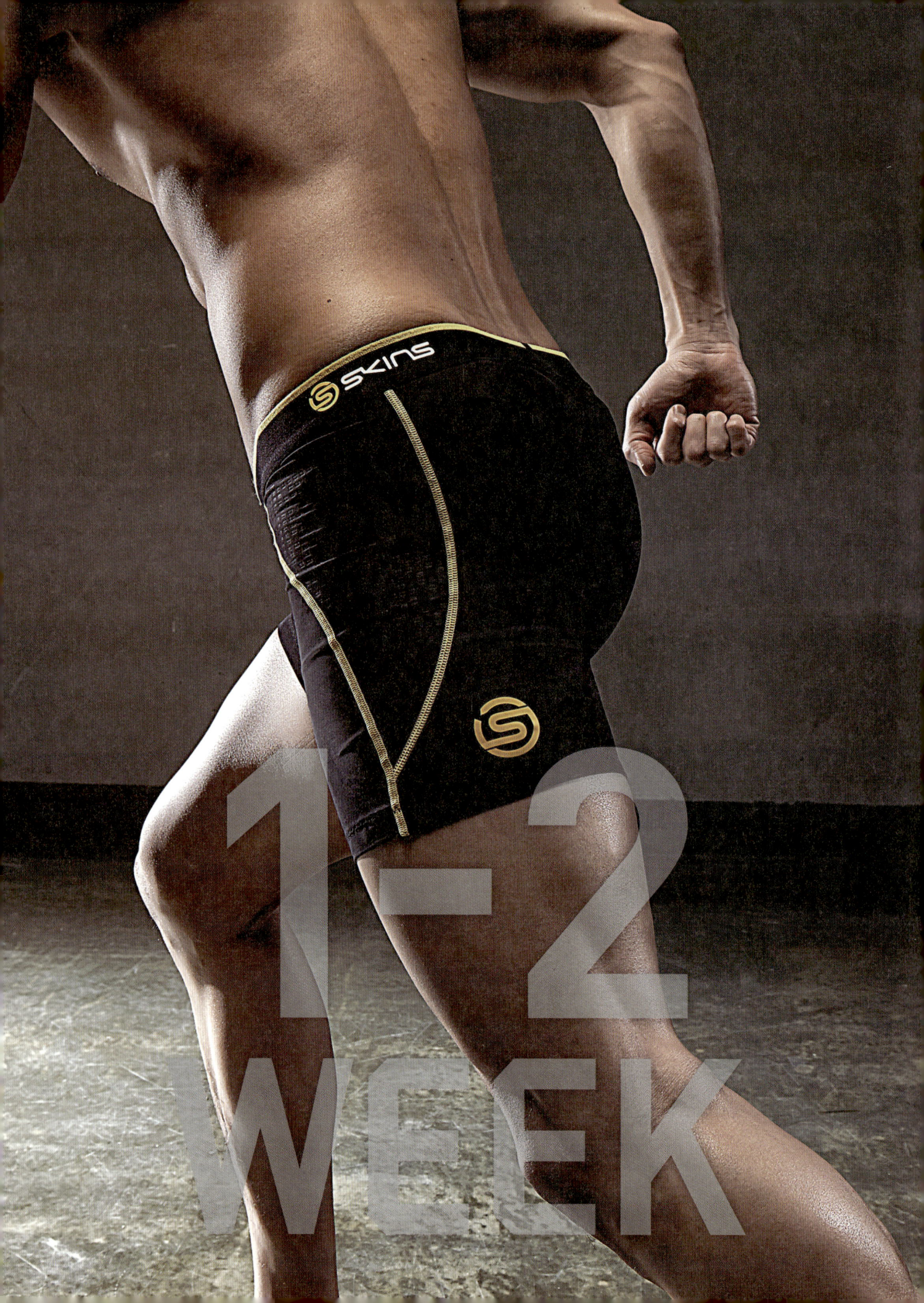

하체 근력을 집중 향상하는 프로그램

이 파트에서는 시작 단계에서도 쉽게 따라 할 수 있는 간단한 동작으로 구성된 운동들을 준비했다. 쉬워 보이지만 단련하고자 하는 근육 부위에 힘을 준다는 느낌으로 실시해야 효과를 볼 수 있다.
1주차에는 하반신 전체 근육을 자극해 기본기를 닦는 데 집중한다. 무조건 10분 안에 운동을 끝내려 하지 말고, 정확한 동작을 반복하며 제대로 된 자극에 집중해야 한다. 기초 체력과 함께 하체의 근력이 서서히 강화되는 것을 느끼게 될 것이다.
2주차에는 엉덩이와 다리 근육을 강도 높게 자극해, 하반신 전체 근육을 균형 있게 발달시키는 데 집중한다. 강력한 수축과 이완 운동을 반복하는 동작들을 꾸준히 시행하면, 근력을 집중적으로 키워 말 근육처럼 탄탄하고 힘이 느껴지는 엉덩이와 허벅지를 만들 수 있을 것이다.

※ 월·수·금요일에 각 운동이 끝나면 화·목·토요일에는 부위별 운동을 반드시 실시한다.

	월요일	화요일	수요일	목요일	금요일	토요일
준비 운동	워밍업 스트레칭	워밍업 스트레칭	워밍업 스트레칭	워밍업 스트레칭	워밍업 스트레칭	워밍업 스트레칭
1주차 엉덩이 운동	엉덩이 1 p.18 엉덩이 2 p.19 엉덩이 3 p.20 엉덩이 4 p.21	다리 1 p.26 허리 1 p.27 허벅지 1 p.28 복부 1 p.29	엉덩이 3 p.20 엉덩이 4 p.21 엉덩이 5 p.22 엉덩이 6 p.23	다리 1 p.26 허리 1 p.27 허벅지 1 p.28 복부 1 p.29	엉덩이 5 p.22 엉덩이 6 p.23 엉덩이 7 p.24 엉덩이 8 p.25	다리 1 p.26 허리 1 p.27 허벅지 1 p.28 복부 1 p.29
2주차 엉덩이 운동	엉덩이 7 p.24 엉덩이 8 p.25 엉덩이 9 p.30 엉덩이 10 p.31	다리 2 p.36 허리 2 p.37 허벅지 2 p.38 복부 2 p.39	엉덩이 9 p.30 엉덩이 10 p.31 엉덩이 11 p.32 엉덩이 12 p.33	다리 2 p.36 허리 2 p.37 허벅지 2 p.38 복부 2 p.39	엉덩이 11 p.32 엉덩이 12 p.33 엉덩이 13 p.34 엉덩이 14 p.35	다리 2 p.36 허리 2 p.37 허벅지 2 p.38 복부 2 p.39
마무리 운동	릴렉스 스트레칭	릴렉스 스트레칭	릴렉스 스트레칭	릴렉스 스트레칭	릴렉스 스트레칭	릴렉스 스트레칭

1 WEEK

월요일 | 엉덩이 1 ▶ 엉덩이 들어 올리기(브릿지)

20회 × 3세트

탄력적이고 강한 엉덩이와 허벅지를 만들 수 있으며, 쉽고 효과적이어서 하체 운동에서 빠지지 않는 '브릿지' 동작이다. 엉덩이를 들어 올렸을 때 힘을 주면서 오래 버틸수록 운동 효과가 좋다.

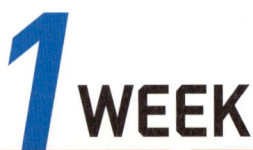

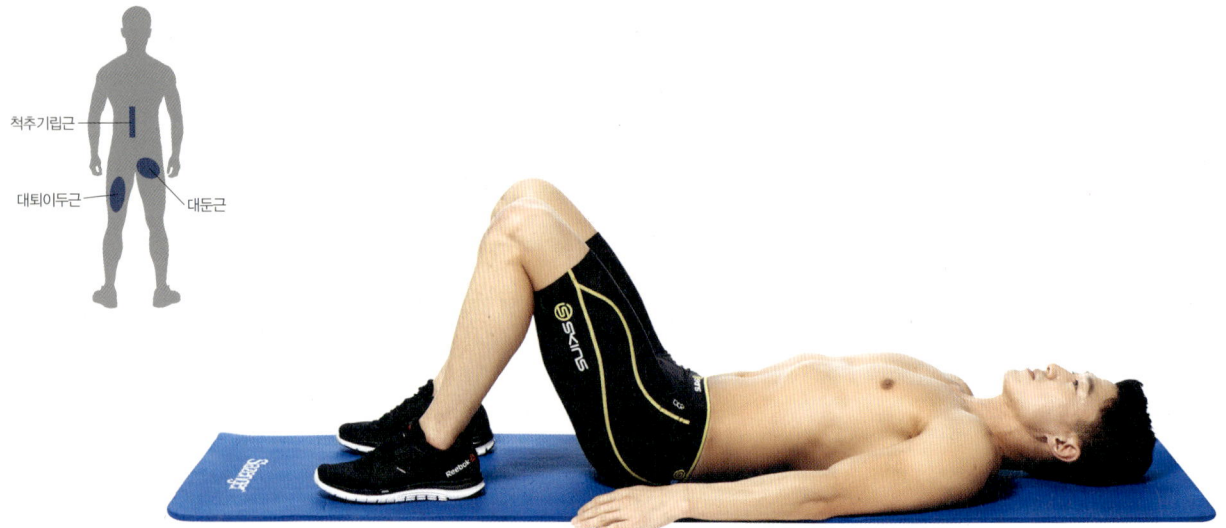

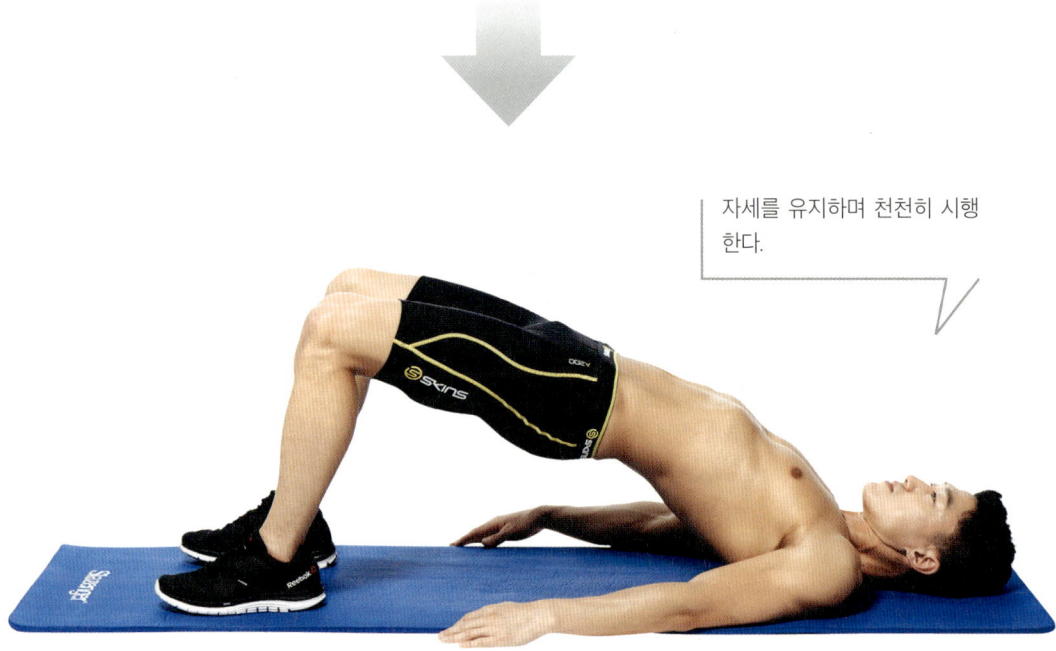

자세를 유지하며 천천히 시행한다.

1 바닥에 누워 무릎을 자연스럽게 구부린다. 팔은 어깨너비보다 살짝 넓게 벌리고 손바닥으로 바닥을 짚는다.

2 숨을 내쉬면서 엉덩이를 위로 들어 올리고 1~2초간 정지한다. 숨을 들이마시면서 엉덩이를 아래로 내린다.

1 WEEK

월요일 | 엉덩이 2 ▶ 다리 번갈아 들어 올리기

20회 × 3세트

다리를 들어 올려 정지했을 때, 몸을 지탱하는 다리의 엉덩이 근육에서 긴장감을 느껴보자. 반복 시행하면 균형감과 근지구력을 높일 수 있고 복부 근육도 단련할 수 있다.

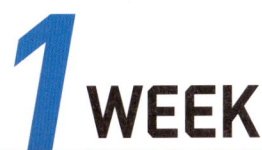

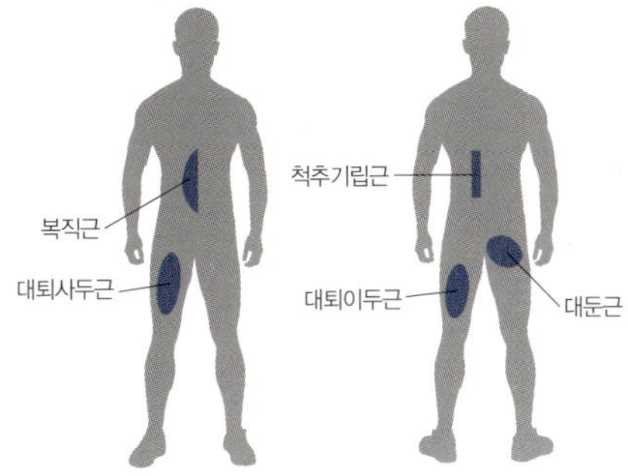

복직근
척추기립근
대퇴사두근
대퇴이두근
대둔근

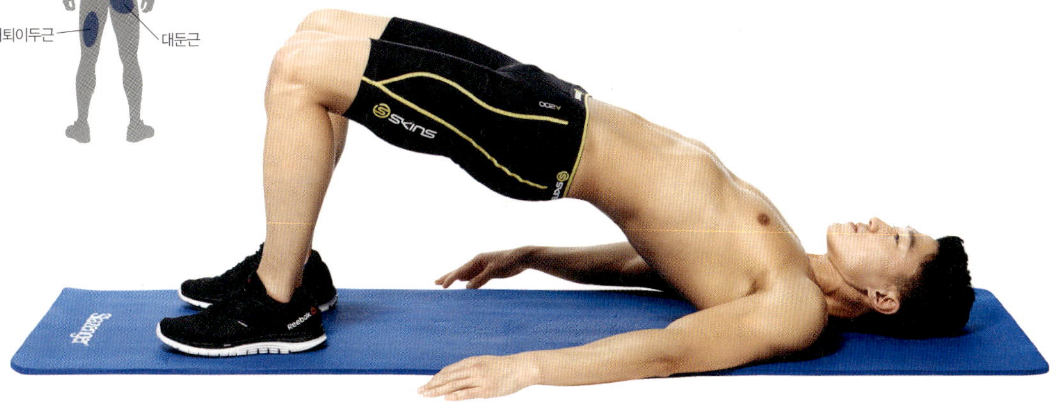

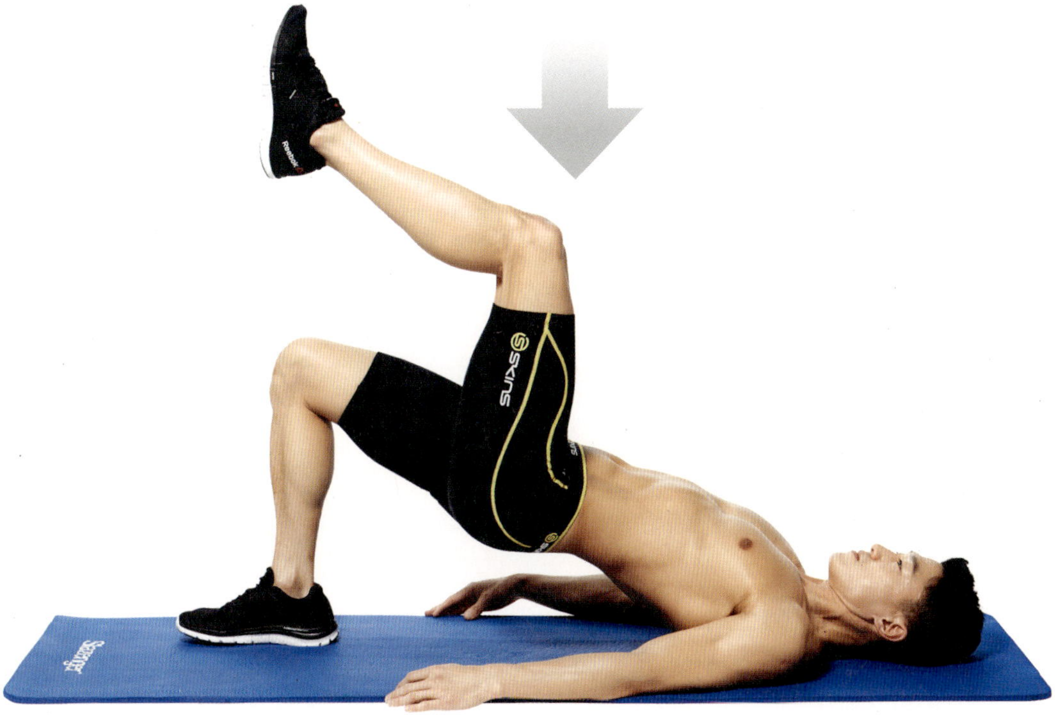

1 바닥에 누워 무릎을 자연스럽게 구부린다. 엉덩이를 들어 올려 브릿지 자세를 취한다.

2 걷듯이 왼쪽 다리를 들고 1~2초간 정지한다. 천천히 다리를 내리고 1로 돌아와 오른쪽도 실시한다.

1 WEEK

| 월요일 | 엉덩이 3 >> 브릿지하며 다리 들어 올리기 |

20회 × 3세트

종아리 근육을 스트레칭해 곧게 뻗은 다리 라인을 만들어준다. 한쪽 다리를 뻗을 때 엉덩이와 허벅지 근육이 골고루 자극되는데 이 운동을 반복하면 강한 하체를 완성할 수 있다.

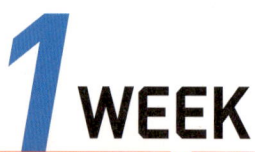

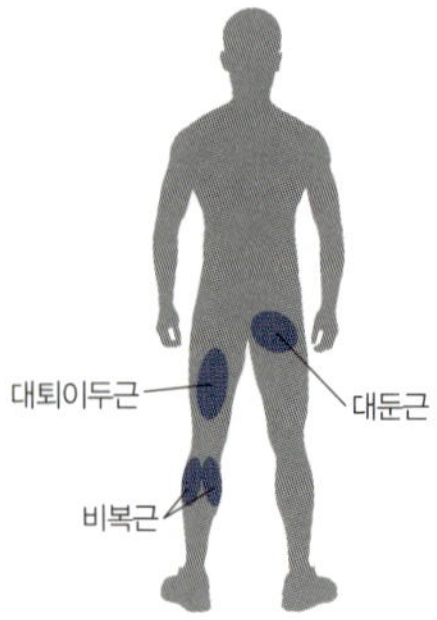

대퇴이두근 대둔근
비복근

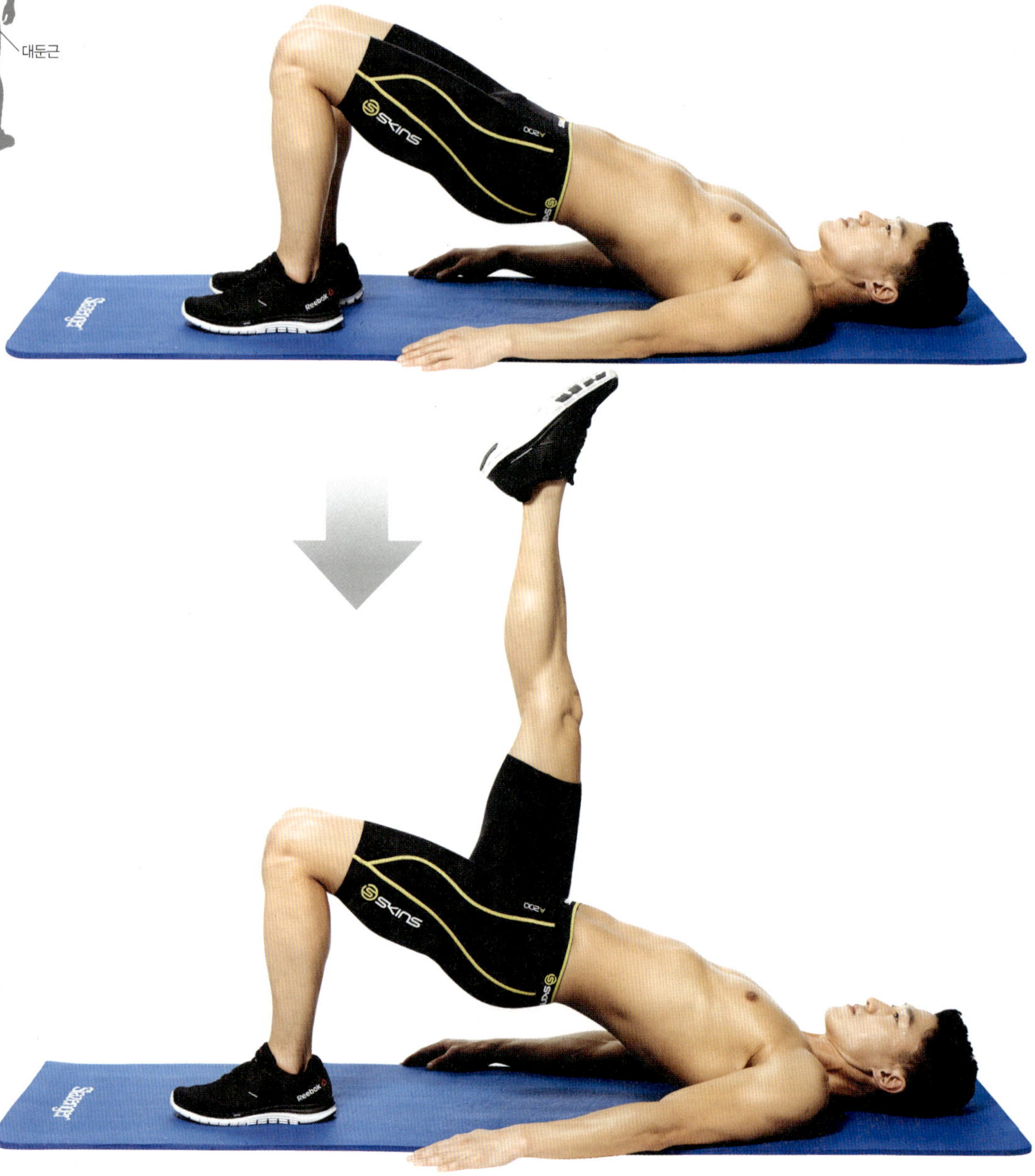

1 바닥에 누워 무릎을 자연스럽게 구부린다. 엉덩이를 들어 올려 브릿지 자세를 취한다.

2 오른쪽 다리를 곧게 뻗어 몸통과 직각이 되도록 들어 올린다. 2초간 버티다가 천천히 1로 돌아와 왼쪽도 실시한다.

1 WEEK

월요일 | 엉덩이 4 > 옆으로 누워 다리 들어 올리기

20회 × 3세트

다리를 들어 올리고 정지할 때 엉덩이 측면 근육에 힘이 집중된다. 허리에서 다리로 떨어지는 라인을 매끈하게 만들어주는 동작으로, 탄력적이고 매끈한 옆 라인을 갖고 싶다면 꼭 해야 하는 운동이다.

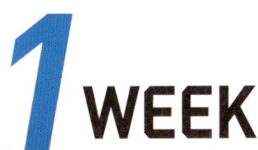
중둔근

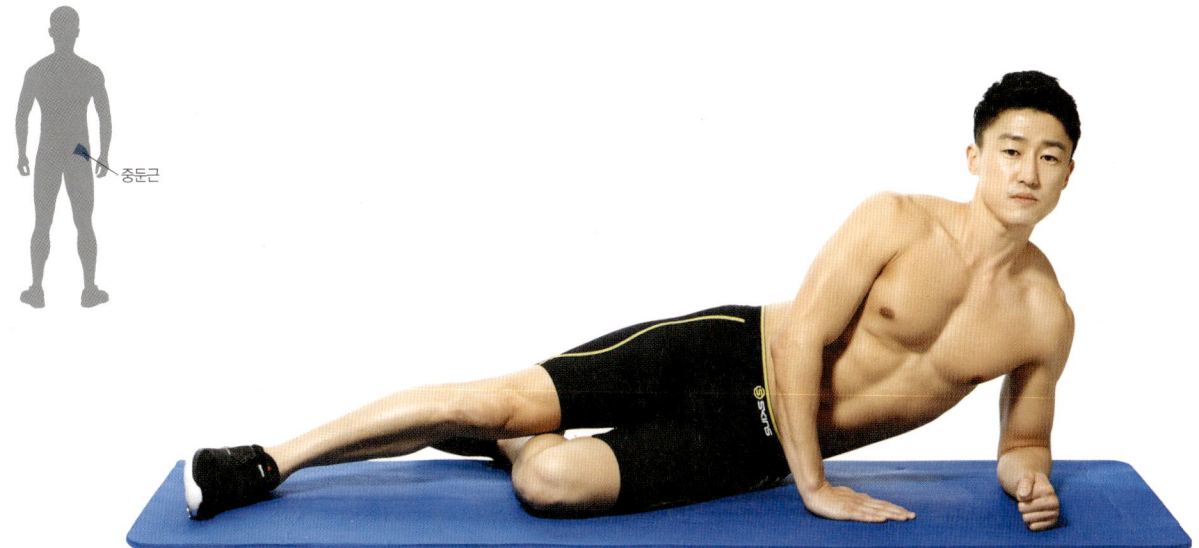

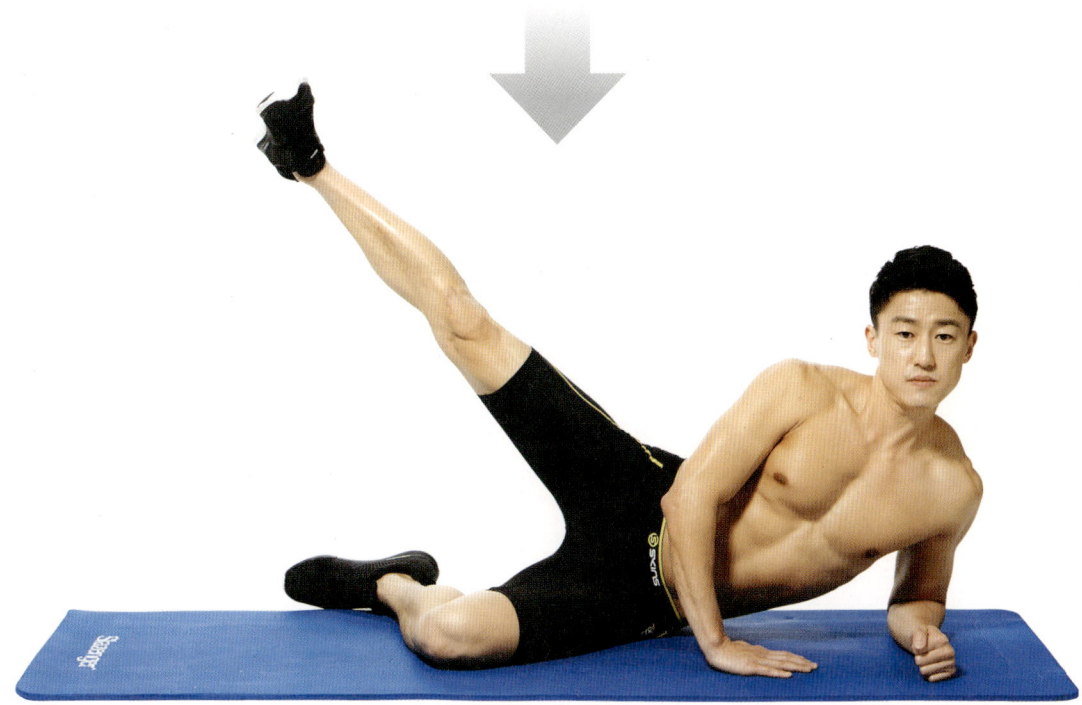

1 옆으로 누워 왼쪽 팔꿈치와 배 앞쪽에 짚은 오른손으로 중심을 잡는다. 왼쪽 무릎을 굽혀 뒤로 보내고 오른쪽 다리는 곧게 편다.

2 곧게 뻗은 오른쪽 다리를 최대한 높이 들어 올리고 그 상태로 2초간 정지한다. 천천히 다리를 내리고 1로 돌아와 왼쪽도 실시한다.

1 WEEK

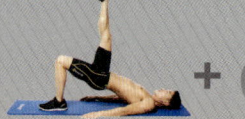 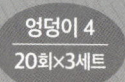 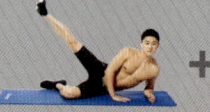

수요일 | 엉덩이 5 >> 다리 들고 밀어 올리기

20회×3세트

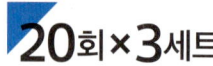

몸통을 바닥과 수평이 되도록 유지해야 하므로 몸 중심부 근육을 단련할 수 있다. 엉덩이의 큰 근육을 강화하는 다른 운동과 함께 실시하면 더욱 확실하게 탄력 있는 뒤태를 만드는 효과를 얻을 수 있다.

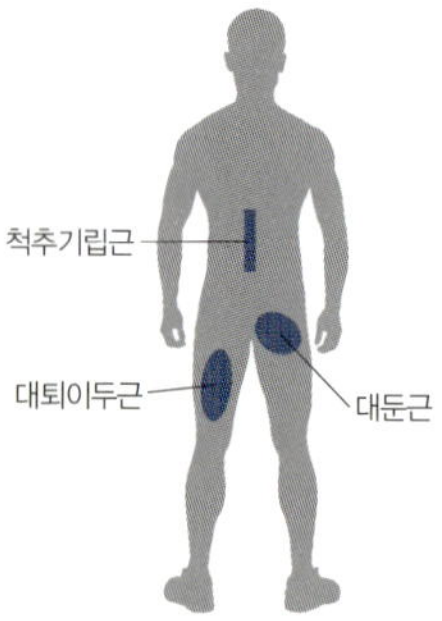

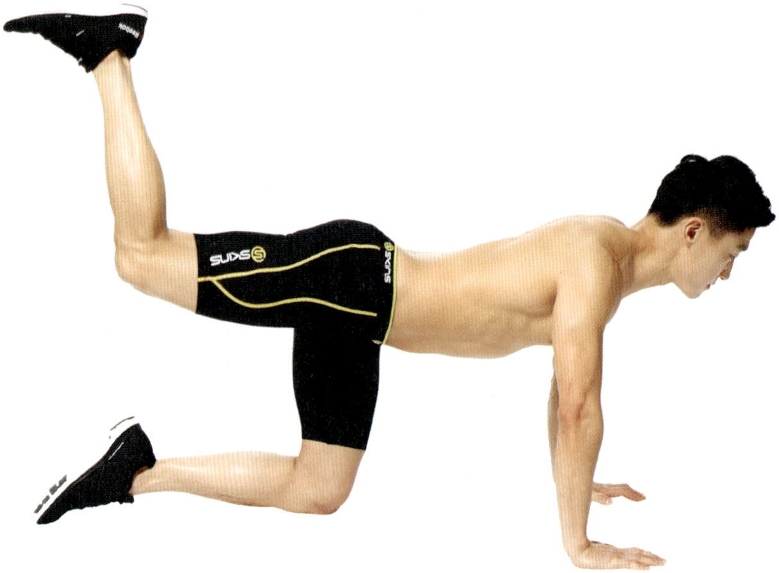

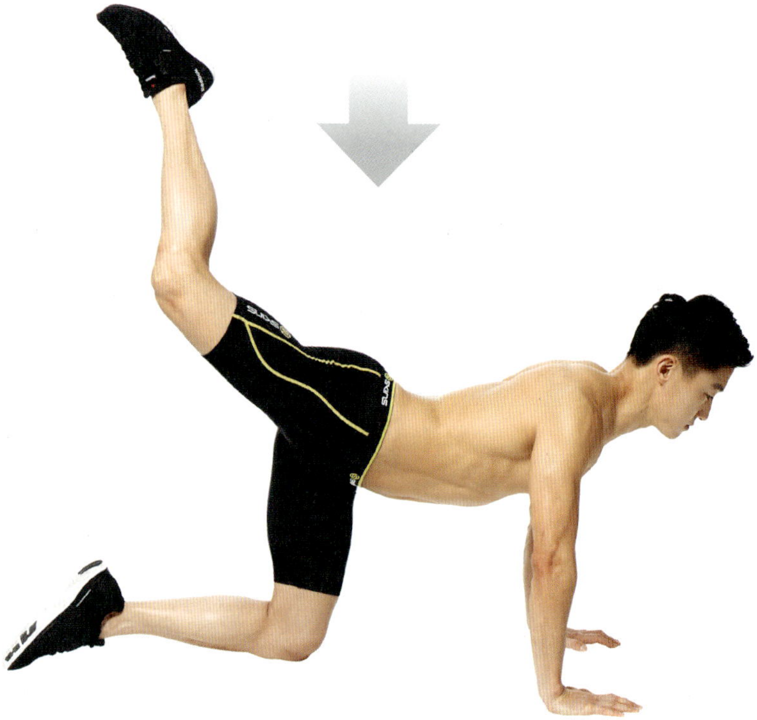

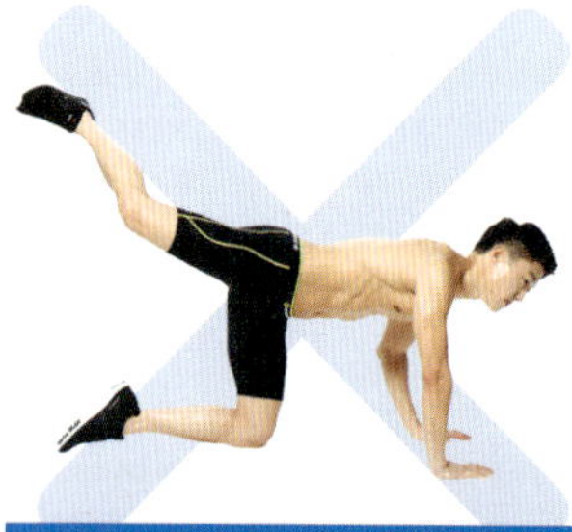

다리를 높이 들 때 몸통이 틀어지거나 들리지 않도록 주의한다.

1 손바닥과 무릎을 바닥에 대고 엎드린다. 오른쪽 다리를 들어 무릎을 직각으로 굽히고 상체부터 허벅지까지 일직선을 유지한다.

2 발목을 펴 발끝이 천장을 향하게 한 상태로 다리를 위로 밀어 올린다. 엉덩이에 긴장감을 느끼며 다리를 올렸다 내리고 1로 돌아와 왼쪽도 실시한다.

1 WEEK

수요일 | 엉덩이 6 > 브릿지 자세에서 골반 돌리기

20회 × 3세트

엉덩이 근육을 확실하게 수축시키고 이완시킬 수 있는 동작이다. 허벅지, 복부, 허리에도 자극을 줄 수 있지만 엉덩이 근육의 움직임에 집중하며 시행해야 더욱 운동 효과가 좋다.

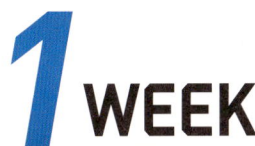

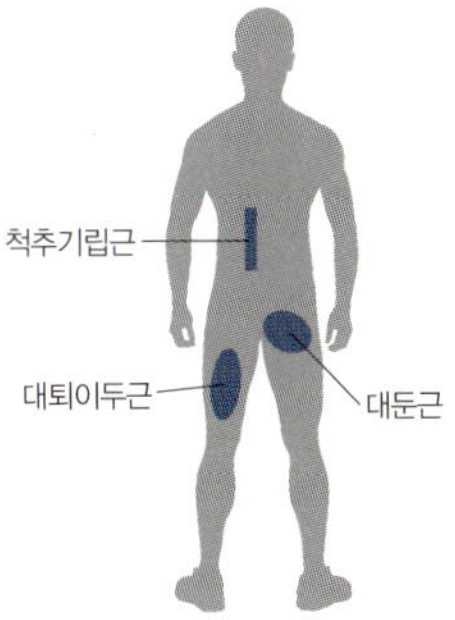

- 척추기립근
- 대퇴이두근
- 대둔근

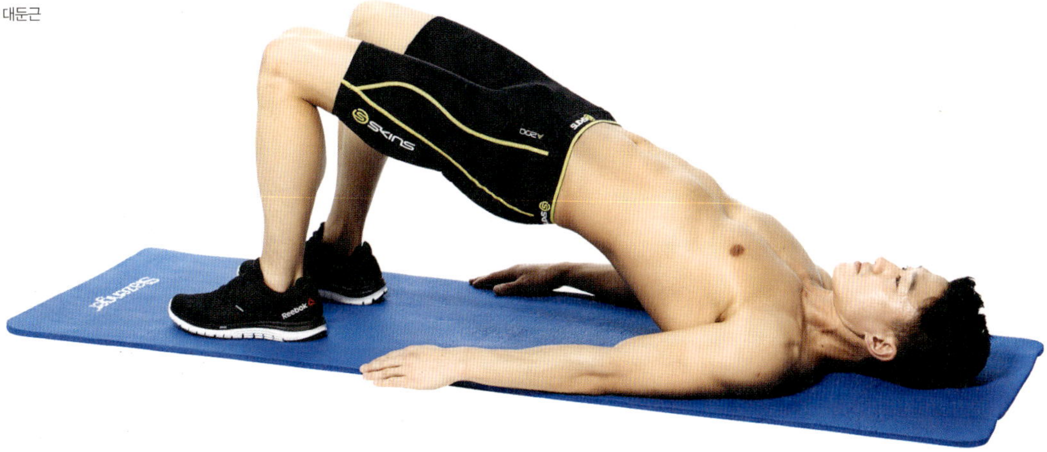

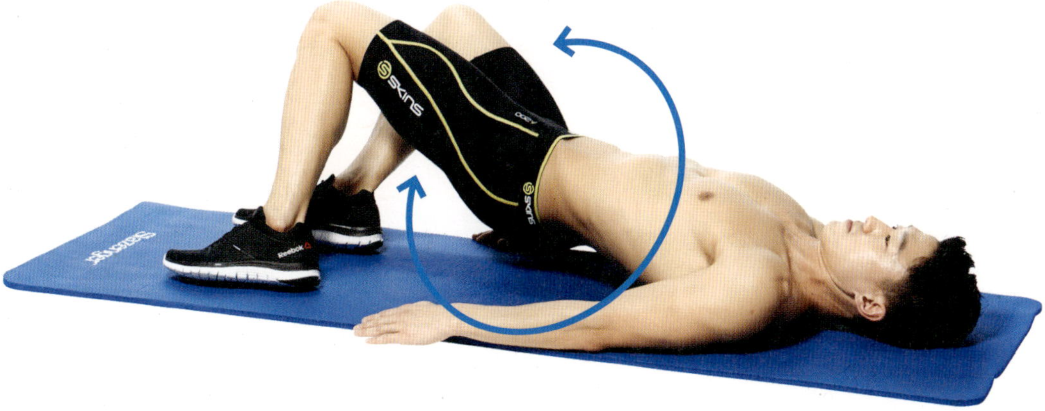

1 바닥에 누워 무릎을 자연스럽게 구부린다. 엉덩이를 들어 올려 브릿지 자세를 취한다.

2 원을 그리듯 골반을 시계 방향으로 한 바퀴 돌린 후 반시계 방향으로도 한 바퀴 돌린다.

1 WEEK

금요일 | 엉덩이 7 ▷ 다리 벌려 허리 들기

20회 × 3세트

엉덩이와 허벅지 근육이 감싸고 있는 고관절과 골반을 자극한다. 대표적인 정력 강화 운동으로 알려져 있으며, 무릎을 최대한 벌려 엉덩이 근육의 긴장감을 느끼며 운동을 시행하는 것이 효과적이다.

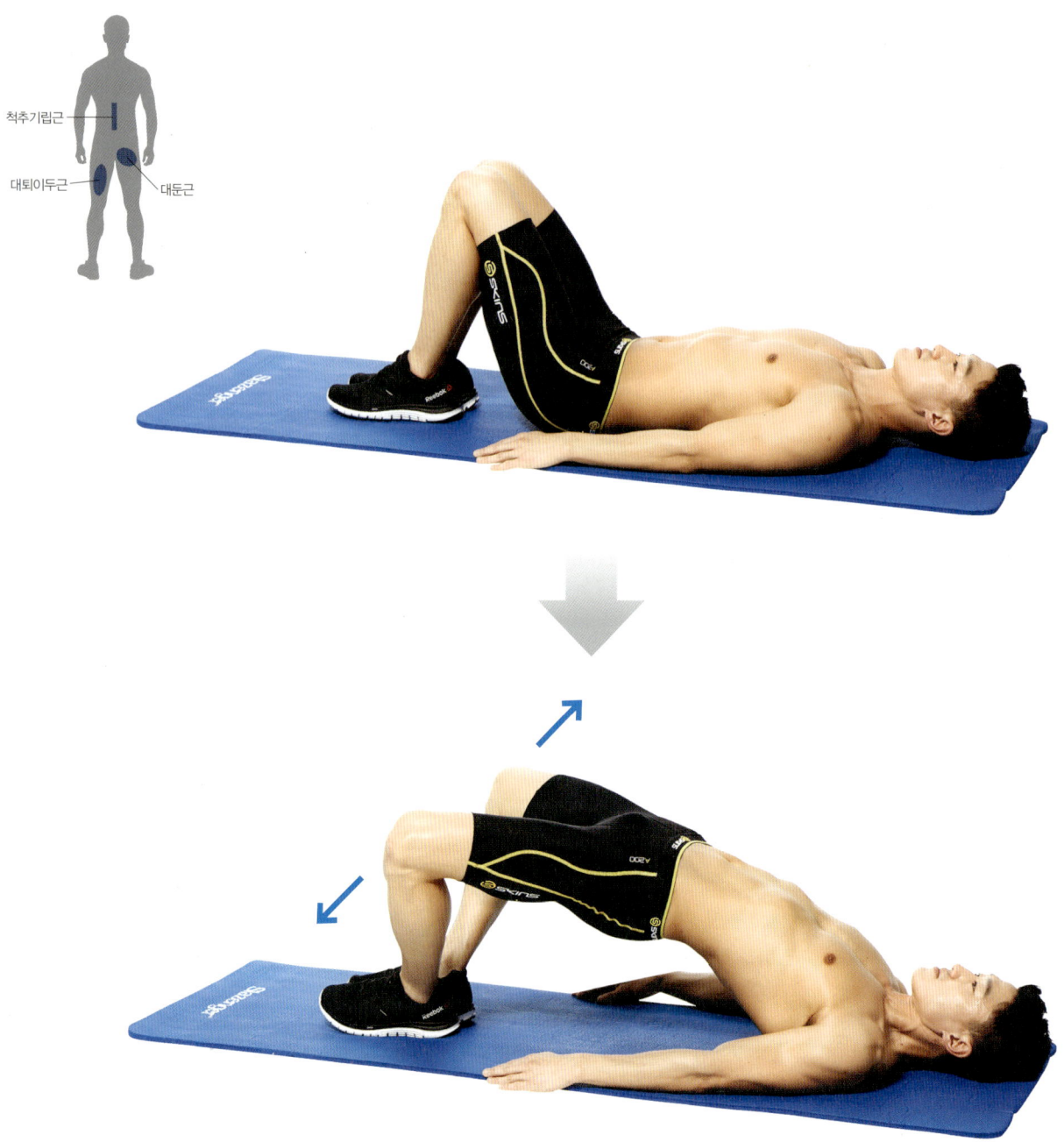

1 바닥에 누워 무릎을 자연스럽게 구부린다. 팔은 어깨너비보다 살짝 넓게 벌리고 손바닥으로 바닥을 짚는다.

2 숨을 내쉬면서 허리를 위로 들어 올린다. 이때 무릎은 최대한 활짝 벌린다. 허리를 내리면서 다시 무릎을 모은다.

1 WEEK

금요일 | 엉덩이 8 ▶ 허리 펴고 상체 구부리기

20회 × 3세트

1주차에 수축과 이완을 통해 자극을 받은 허벅지 뒤쪽 라인을 곧게 다듬는 운동이다. 상체를 최대한 숙이되 무릎이 구부러지지 않도록 다리와 허리를 곧게 펴고 동작을 시행한다.

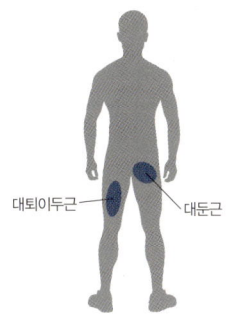
대퇴이두근 / 대둔근

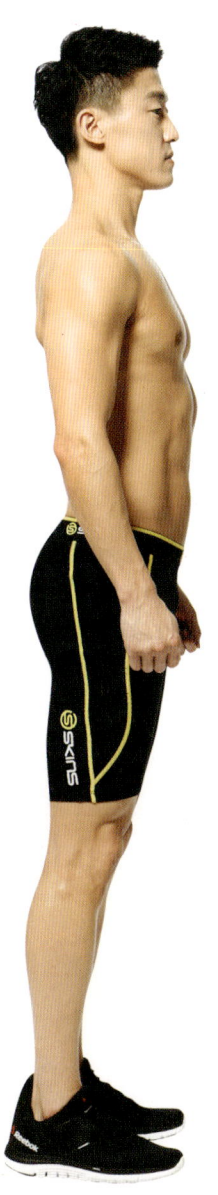

1 다리를 어깨너비로 벌린 후 다리와 허리를 곧게 펴고 선다. 가볍게 주먹 쥔 두 손은 허벅지 앞에 둔다.

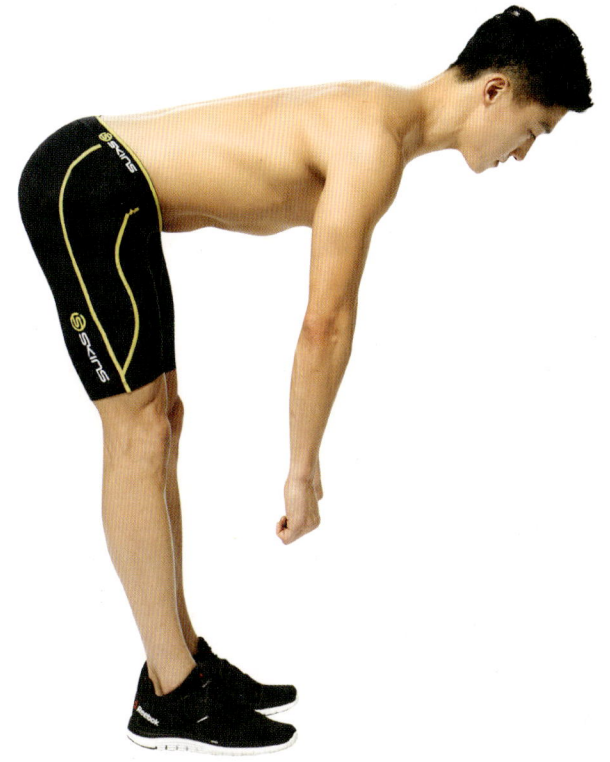

2 등과 허리, 무릎을 곧게 펴고 허벅지 뒤쪽 근육에 긴장감이 느껴질 때까지 상체를 천천히 숙였다가 일어난다.

1 WEEK ▶▶ 화·목·토요일

20회 × 3세트

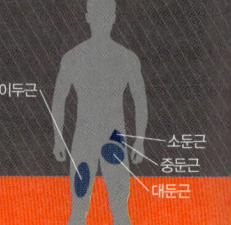

다리 1   스쿼트하며 좌우로 이동하기

엉덩이 모양을 잡는 데 가장 효과적인 스쿼트(기마 자세)를 응용한 동작. 허벅지 전체, 엉덩이, 복부 근육에 집중적으로 힘을 가할 수 있어 강한 하체를 만들기 위해 기본적이고 필수적으로 시행해야 하는 운동이다.

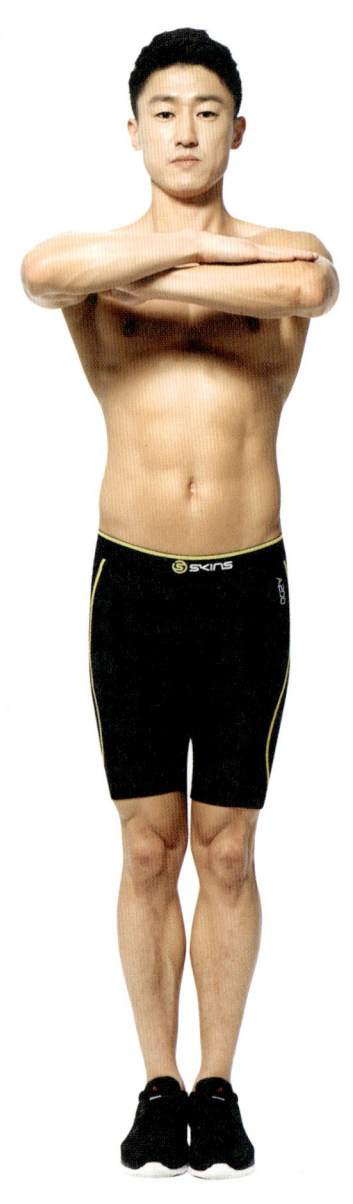

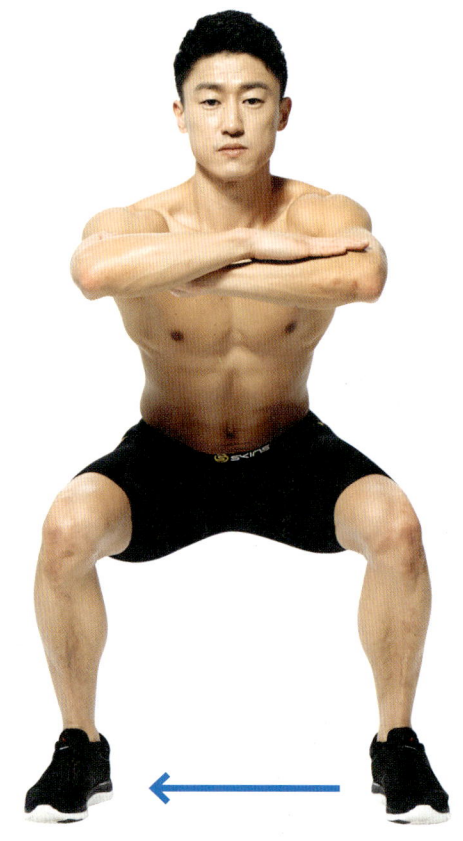

1 다리를 모으고 가볍게 팔짱 낀 팔을 어깨 높이로 들어 올린다.

2 허리를 곧게 편 채 오른쪽 다리를 어깨너비로 벌리며 무릎을 구부려 앉는다. 왼쪽 다리를 당기며 천천히 일어서고 1로 돌아와 반대쪽도 실시한다.

1 WEEK ▶▶ 화·목·토요일

20회 × 3세트

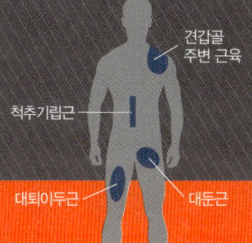

허리 1 대각선 팔다리 모았다 펴기

날개뼈 주변 근육을 자극하고 허벅지 뒤쪽과 엉덩이 근육, 척추기립근까지 단련한다. 특히 팔과 다리를 곧게 뻗을 때 엉덩이 부분에 힘을 주며 반복하면 매력적인 뒤태를 만들 수 있다.

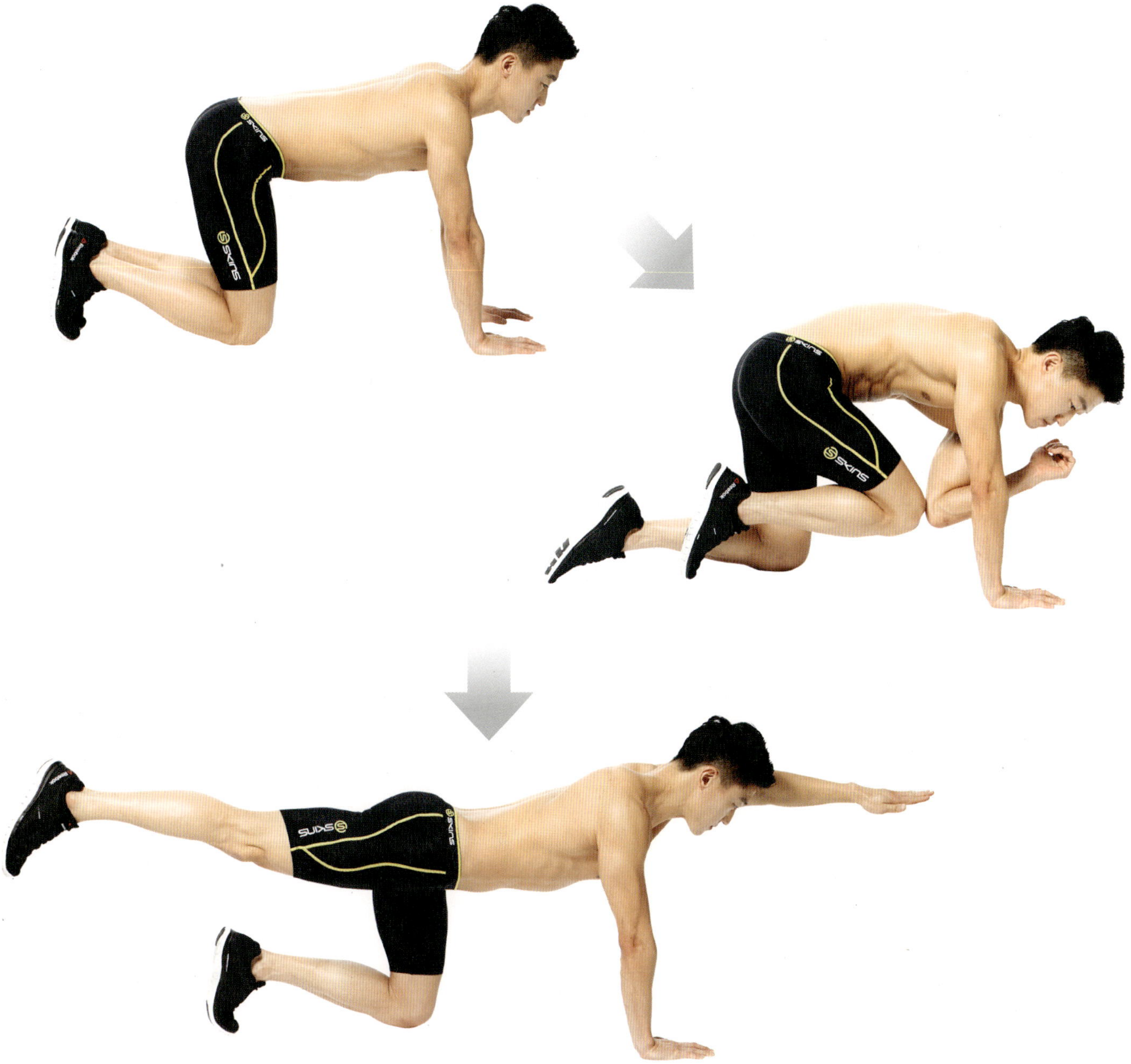

1 손바닥과 무릎은 바닥에 대고 발끝을 모아서 세운 채 엎드린다.

2 왼쪽 팔꿈치와 오른쪽 무릎이 서로 맞닿도록 가슴 쪽으로 끌어 모은다.

3 왼팔과 오른발을 몸통과 일직선이 되도록 곧게 펴고, 1로 돌아와 반대쪽도 실시한다.

1 WEEK ▶▶ 화·목·토요일

20회 × 3세트

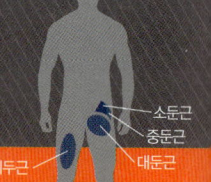

허벅지 1 옆으로 누워 발차기 스윙

허벅지 뒤쪽 근육을 집중적으로 단련하는 운동이다. 다리를 바닥에 닿지 않게 들고 발끝을 정강이 쪽으로 당기듯 꺾어서 스윙을 반복하면 옆구리와 엉덩이 근육까지 강하게 자극할 수 있다.

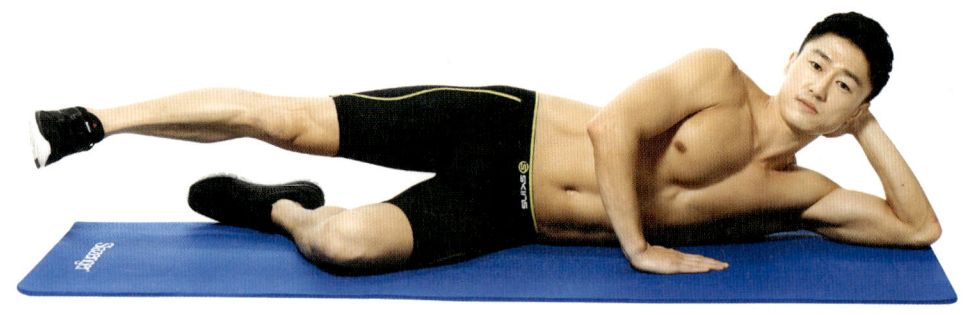

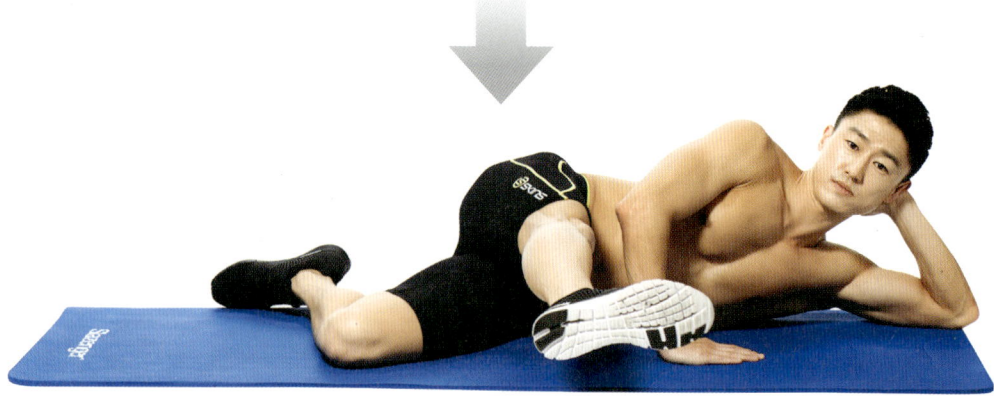

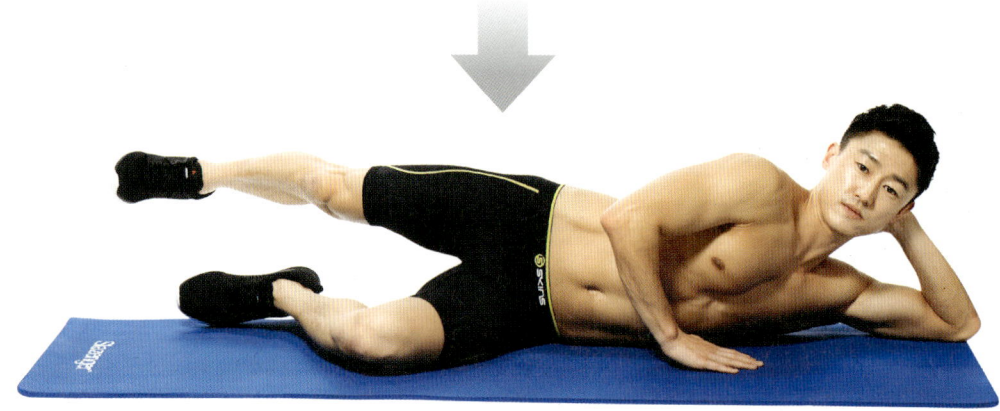

1 팔베개를 하고 옆으로 누워서 왼쪽 무릎을 구부려 몸을 지탱한다. 오른쪽 다리는 무릎을 편 채로 살짝 든다.

2 곧게 뻗은 오른쪽 다리의 발목을 정강이 쪽으로 꺾어 허벅지 근육을 긴장시킨 후 앞으로 크게 스윙한다.

3 몸통이 흔들리지 않도록 지지한 상태에서 뻗었던 오른쪽 다리를 뒤로 크게 스윙하고 1로 돌아와 왼쪽도 실시한다.

1 WEEK ▶▶ 화·목·토요일

20회 × 3세트

복부 1 — 무릎 올리며 상체 웅크리기

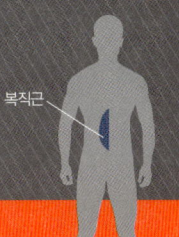

무릎을 들어 올리는 동작과 상체를 숙이는 동작이 더해져 더욱 강하게 복근을 자극할 수 있다. 운동 효과를 높이기 위해서 무릎은 최대한 높이 들어 올리고 상체는 최대한 숙이며 복부를 말아준다.

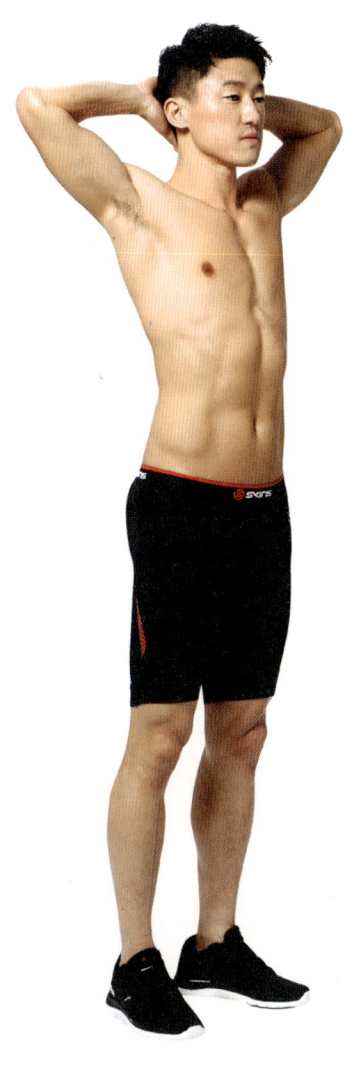

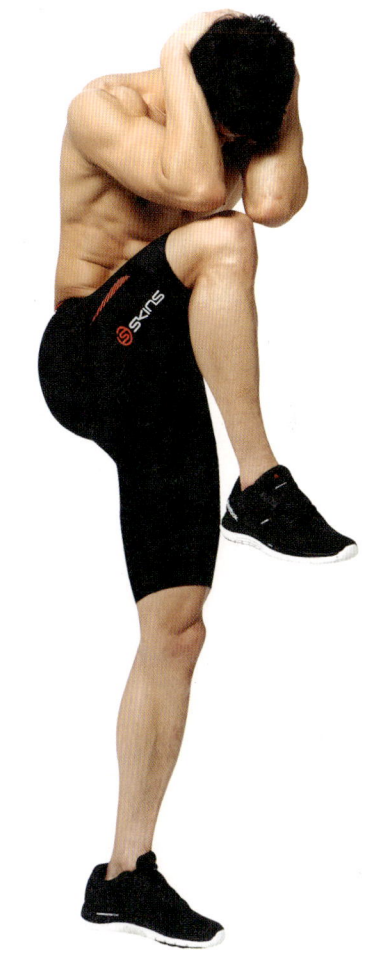

1 다리를 어깨너비로 벌리고 머리 뒤로 깍지를 낀다. 이때 팔꿈치가 몸 안쪽으로 모이지 않도록 가슴을 활짝 편다.

2 오른쪽 무릎을 최대한 높이 들며 상체를 웅크려 양쪽 팔꿈치를 무릎에 댄다. 1로 돌아와 왼쪽도 실시한다.

2 WEEK

| 월요일 | 엉덩이 9 › 옆으로 발차기 스윙 |

20회×3세트

엉덩이 7 20회×3세트 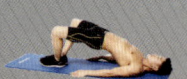 + 엉덩이 8 20회×3세트 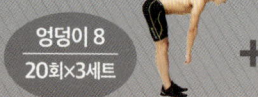 +

엉덩이 옆 군살을 제거하는 최고의 운동이다. 다리를 들 때 엉덩이 옆쪽 근육을 자극하며 엉덩이 뒤쪽에 탄력을 주는 근육도 자극할 수 있다. 상체를 곧게 펴고 다리가 구부러지지 않게 주의한다.

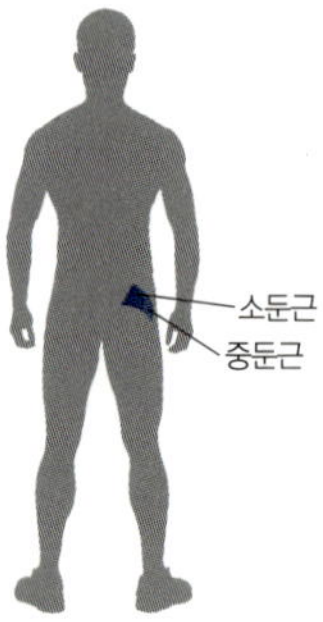

- 소둔근
- 중둔근

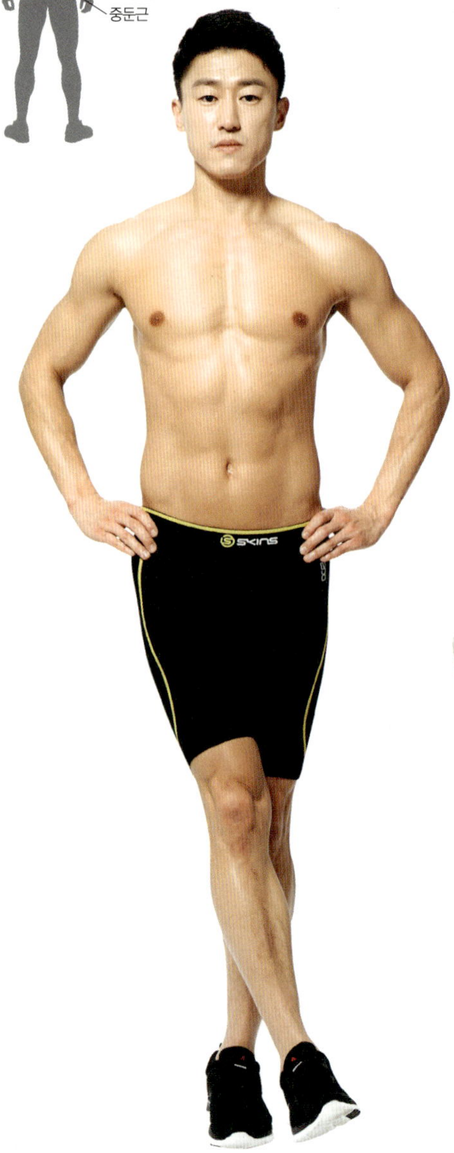

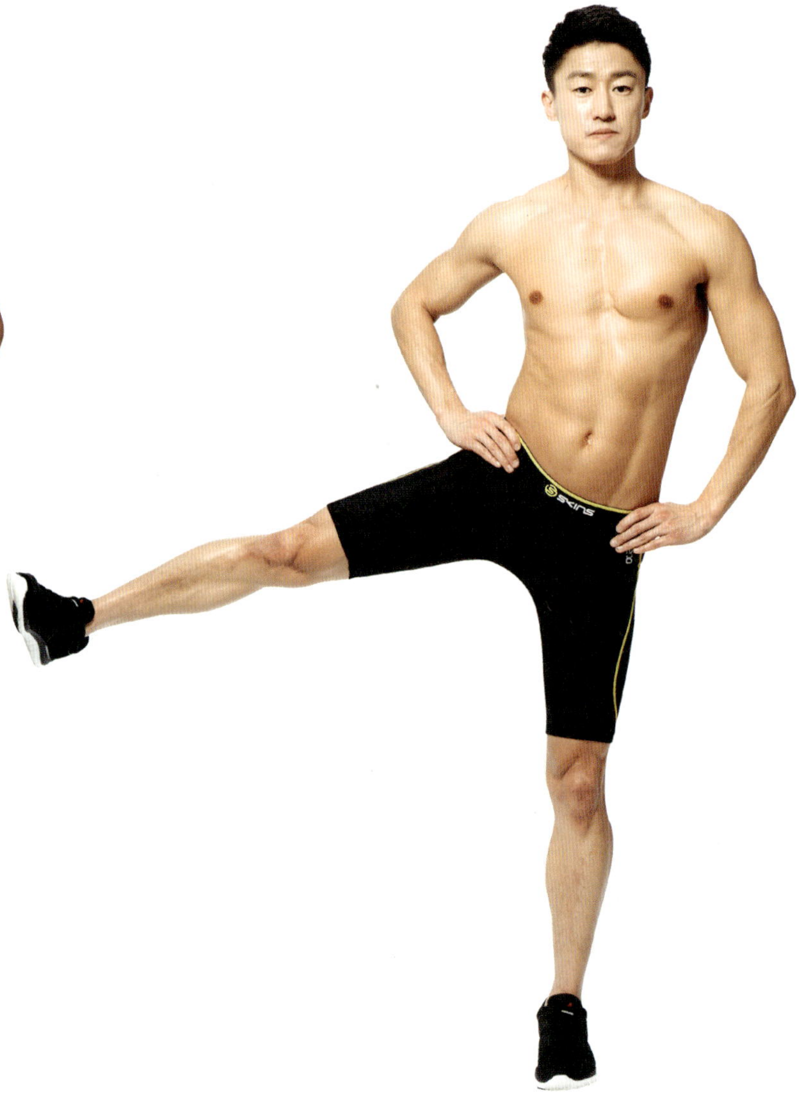

1 양손을 허리에 자연스럽게 두고, 오른쪽 다리를 왼쪽 다리 앞쪽으로 교차시켜 땅에 닿지 않게 든다.

2 상체를 곧게 편 상태에서 오른쪽 다리를 바깥 방향으로 최대한 높이 들어 올려 그 상태로 2~3초 정지한다. 1로 돌아와 왼쪽도 실시한다.

2 WEEK

월요일 | 엉덩이 10 ▶ 다리를 번갈아 뒤로 들어 올리기

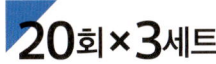

운동 강도가 높지 않으면서 효과가 탁월해, 필수적인 힙업 운동으로 꼽힌다. 상체의 움직임을 최소화하고 다리를 최대한 높게 들어 올린 후 몇 초간 정지하면 근육 수축에 더욱 도움이 된다.

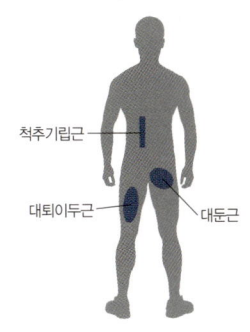

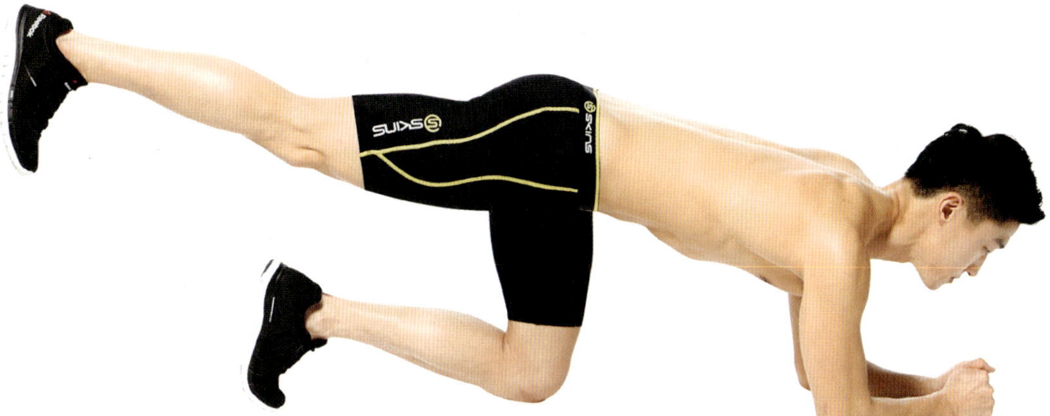

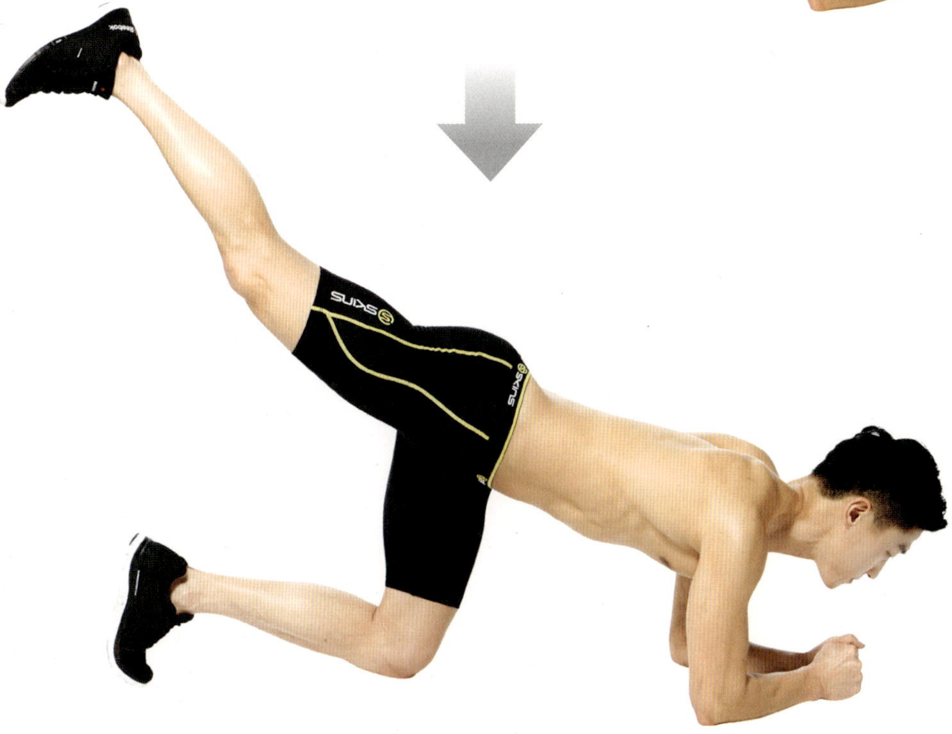

1 무릎과 팔꿈치를 바닥에 대고 엎드린다. 허벅지와 골반, 몸통을 일직선으로 유지하며 오른쪽 다리를 살짝 든다.

2 올린 다리의 무릎을 펴고, 상체의 움직임을 최소화해서 다리를 높이 들어 올린다. 1로 돌아와 왼쪽도 실시한다.

2 WEEK

| 수요일 | 엉덩이 11 | 양발 모아 엎드려 다리 들어 올리기 |

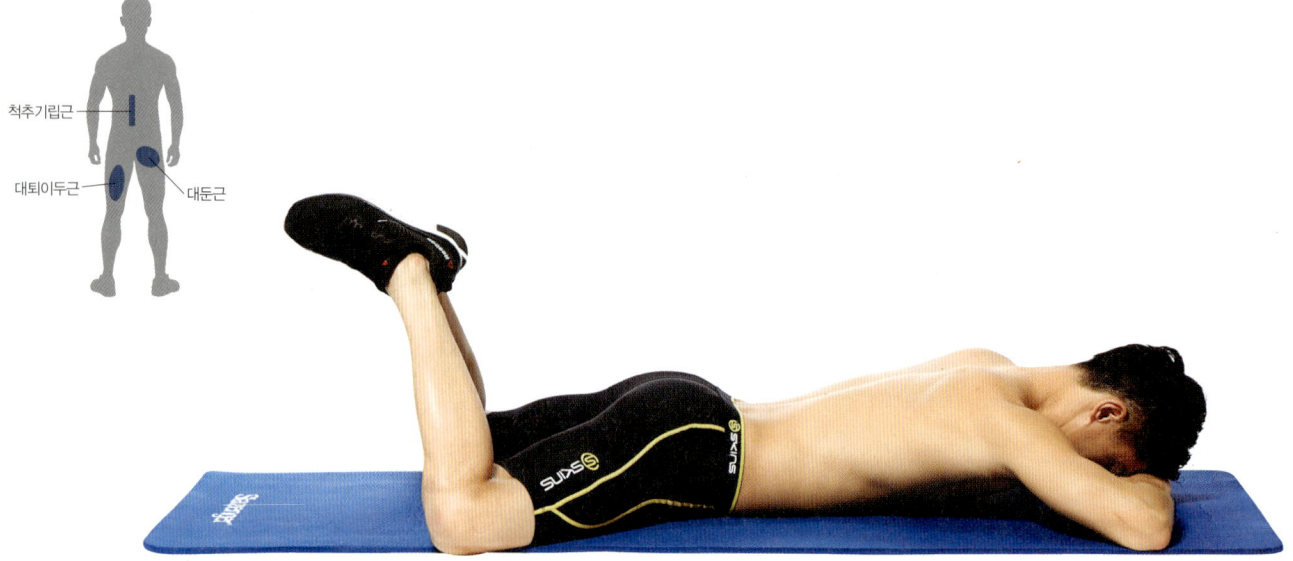

20회×3세트

엉덩이 근육을 강력하게 수축·이완시키는 동작을 반복하는 운동으로, 폭발적인 근육의 힘을 필요로 한다. 동작을 지속하다 보면 허리, 허벅지, 엉덩이 등 전반적인 하체 근육의 힘을 키울 수 있다.

척추기립근
대퇴이두근   대둔근

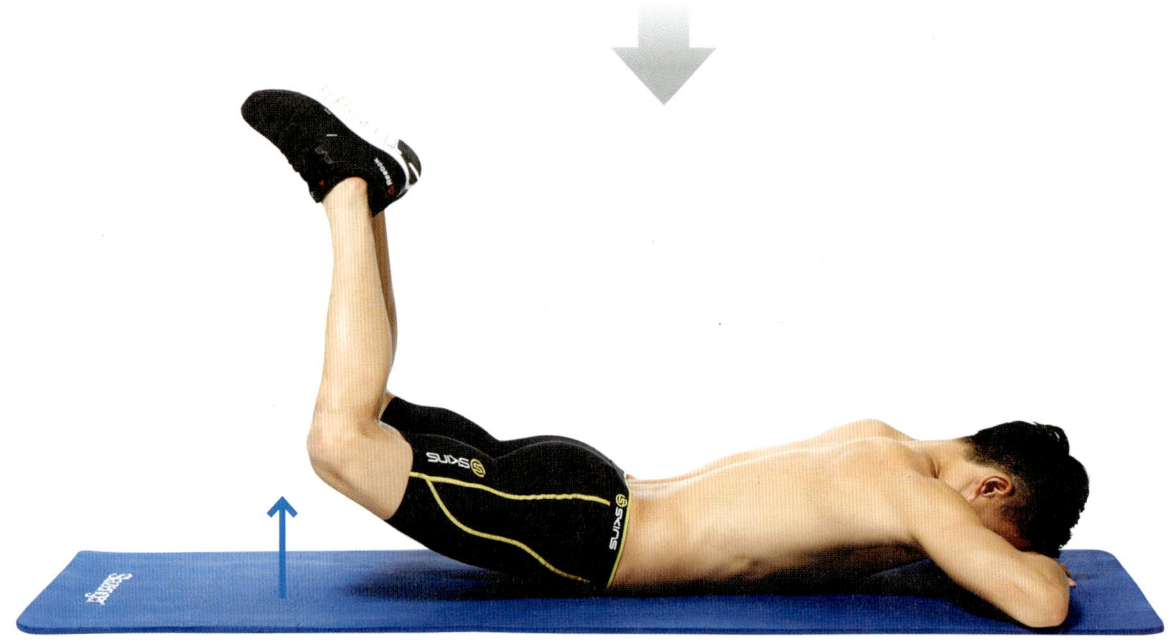

1 엎드린 상태에서 양팔을 접어 얼굴 아래에 두고 무릎을 구부려 발바닥을 서로 맞댄다.

2 그대로 허벅지가 들릴 만큼 다리를 올렸다 내린다. 이때 다리는 하늘을 향해 수직으로 들어 올린다.

2 WEEK

수요일 | 엉덩이 12 ⟫ 앉았다 일어서며 다리 옆차기

20회 × 3세트

하체 전반의 근력과 탄력을 향상시키는 운동이다. 스쿼트로 허벅지와 엉덩이, 특히 식스팩으로 알려진 복부 근육을 단련할 수 있다. 또한 다리를 들어 올리며 엉덩이 옆 부분의 중둔근을 자극한다.

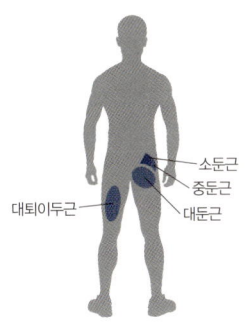

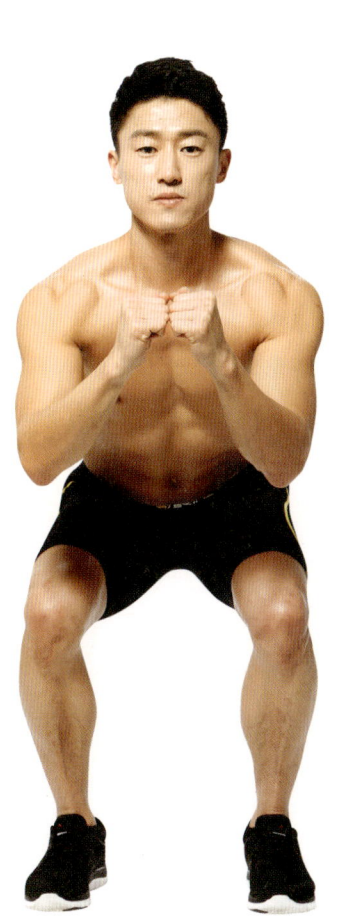
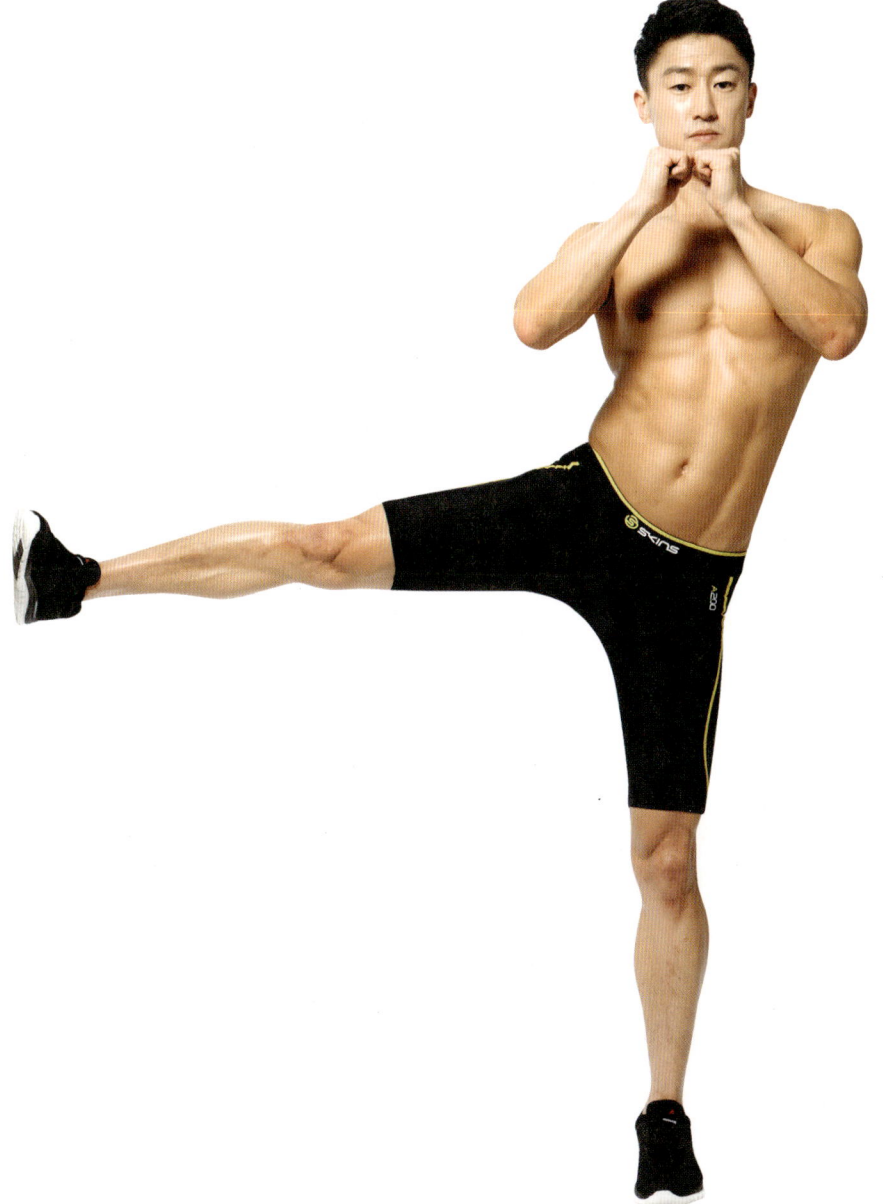

1 다리를 어깨너비로 벌리고 주먹 쥔 손을 가슴 앞으로 모은다. 허리를 곧게 펴고 엉덩이를 뒤로 빼면서 천천히 앉는다.

2 일어나면서 반동을 이용해 오른쪽 다리를 옆으로 높이 차올린다. 1로 돌아와 왼쪽도 실시한다.

2 WEEK

| 금요일 | 엉덩이 13 ≫ 땅 짚으며 다리 들어 올리기 |

20회×3세트

엉덩이 근육 전체를 단단하고 강하게 만드는 효과를 볼 수 있다. 바닥을 짚을 때 상체 근육도 자극해 상체와 하체를 동시에 단련할 수 있는 운동이다. 이때 다리를 최대한 높이 차야 한다.

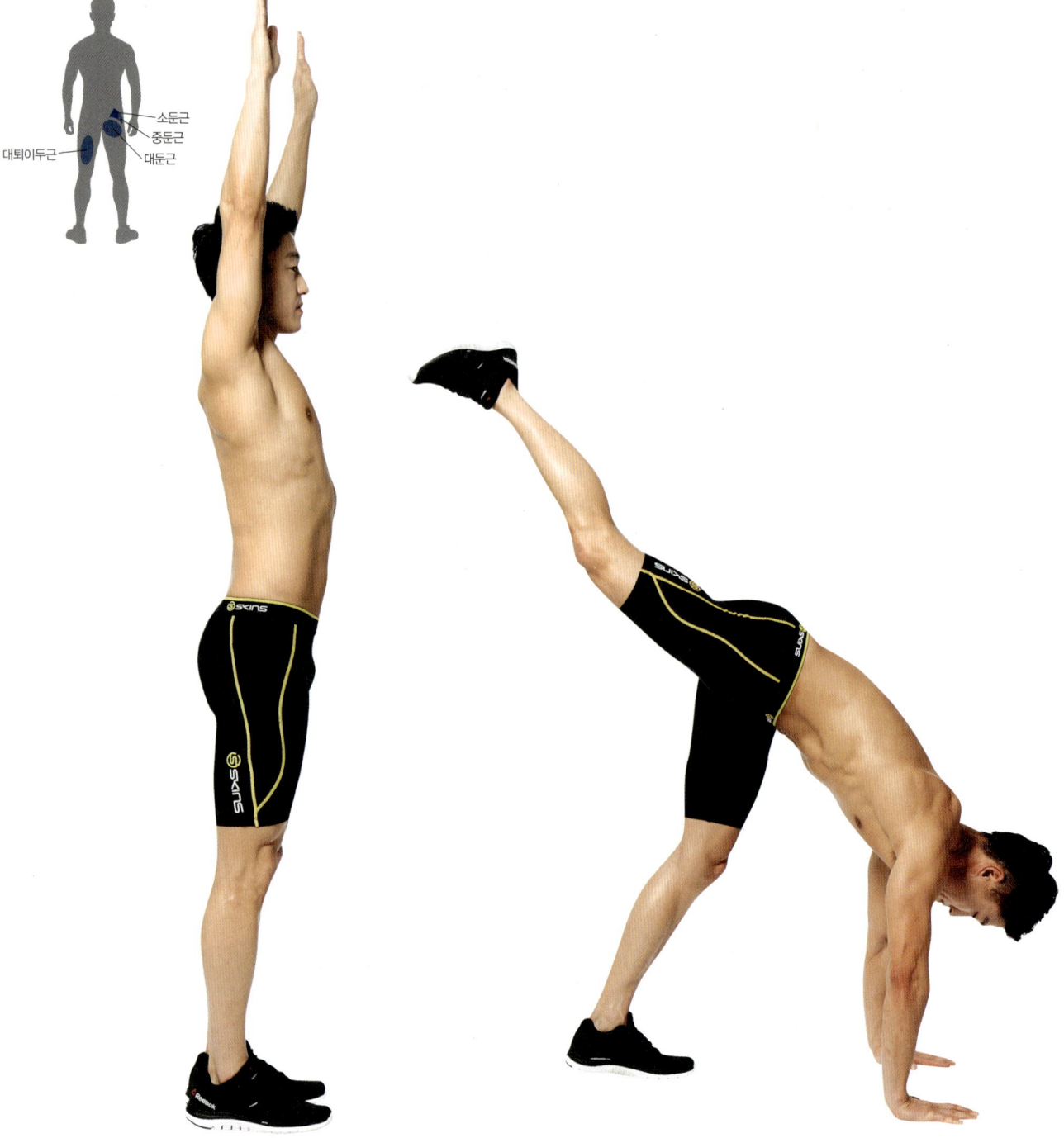

1 다리를 자연스럽게 모으고 선다. 양팔을 머리 위로 높이 들어 올리고 허리를 곧게 편다.

2 상체를 숙이며 손바닥으로 땅을 짚고 오른쪽 다리를 쭉 뻗어서 뒤로 높이 찬다. 1로 돌아와 왼쪽도 실시한다.

2 WEEK

금요일 | 엉덩이 14 ▶ 강한 엉덩이 만들기

20회×3세트

양쪽 무릎을 벌려 3초간 정지하는 자세를 유지할 때 엉덩이 근육에서 강도 높은 수축을 느낄 수 있다. 수축과 이완을 반복하며 엉덩이 근육의 탄력도를 증가시키자.

대퇴이두근 / 대둔근

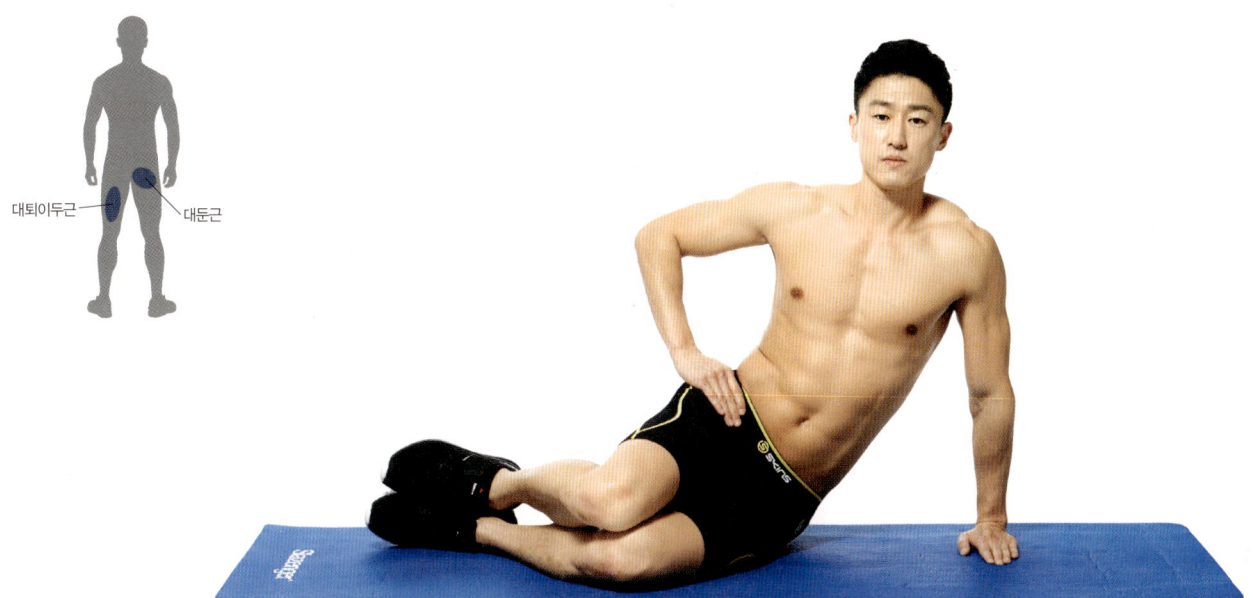

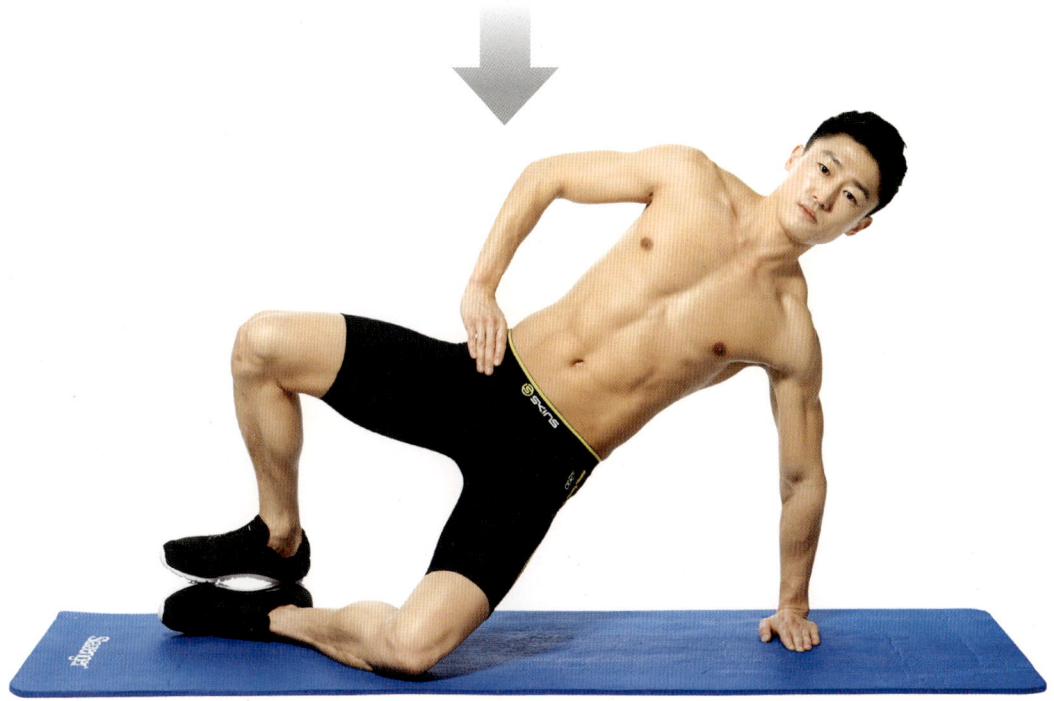

1 옆으로 앉아 왼손으로 바닥을 짚고 다리는 가지런히 모은다. 무릎은 살짝 굽혀 발이 뒤쪽으로 가도록 한다.

2 골반과 허벅지를 들어 올리고 양쪽 무릎을 넓게 벌려 3초간 정지한다. 이때 몸통을 일직선으로 유지하고 1로 돌아와 반대쪽도 실시한다.

2 WEEK ≫ 화·목·토요일

20회 × 3세트

다리 2 | 사선으로 다리 구부려 앉기

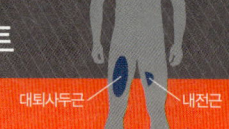

허벅지와 엉덩이에 탄력을 부여하고 하체의 전반적인 근력을 키울 수 있다. 특히 내딛는 다리를 교차시킬 때 허벅지 안쪽 근육에 강한 자극을 주므로 군살 제거에도 효과적이다.

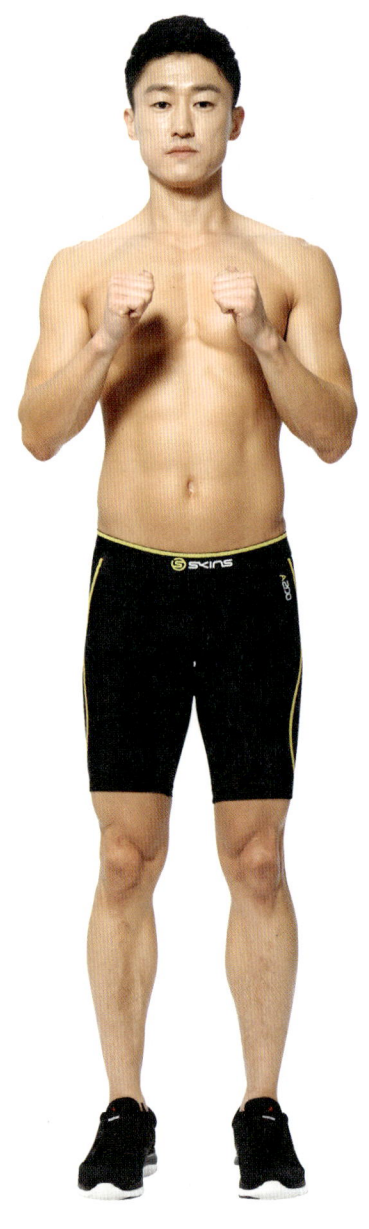

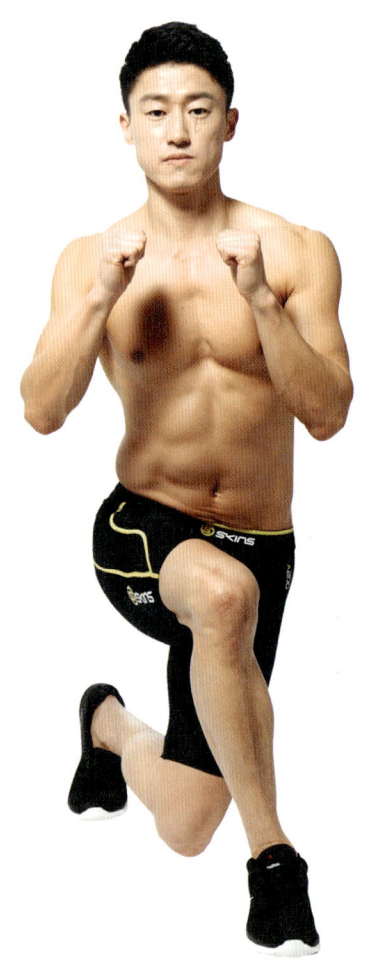

왼쪽 무릎이 바닥에 완전히 닿지 않게 한다.

1 다리를 어깨너비로 벌리고 서서 주먹 쥔 손을 가슴 앞에 자연스럽게 모은다. 이때 등과 허리를 똑바로 편다.

2 그대로 오른발을 왼쪽 사선 방향으로 크게 내딛으며 무릎을 직각으로 구부린다. 1로 돌아와 반대쪽도 실시한다.

2 WEEK ▶▶▶ 화·목·토요일

허리 2   만세 절하기

20회 × 3세트

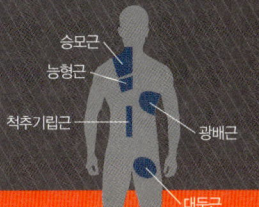

등 근육 전체를 강하게 수축시키는 동시에 엉덩이 근육과 척추를 지탱하는 근육에도 자극을 준다. 등에서 엉덩이까지의 라인을 탄탄하게 정리해주는 운동이다.

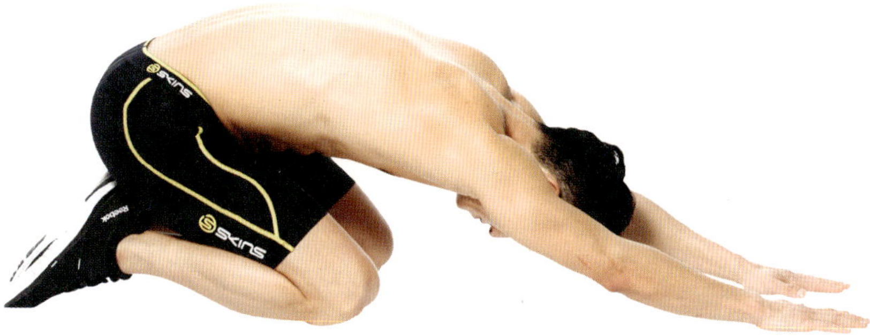

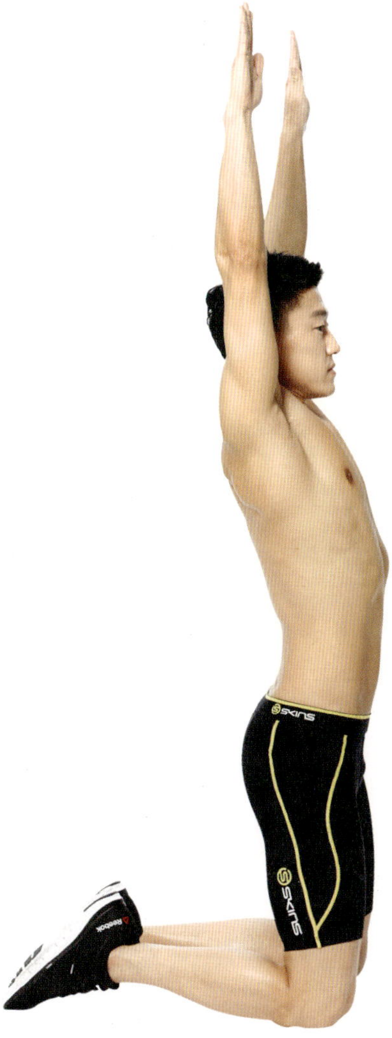

1 무릎을 꿇고 팔은 앞으로 쭉 뻗은 채로 엎드린다. 상체는 약간 둥글게 만다는 느낌으로 힘을 뺀다.

2 허리 힘으로 천천히 상체를 세우며 팔을 머리 위로 곧게 들어 올린다. 이때 배를 살짝 내밀어 자연스럽게 허리에 힘이 들어가도록 한다.

2 WEEK ▶▶ 화·목·토요일

20회 × 3세트

허벅지 2 허벅지 안쪽 단련하기

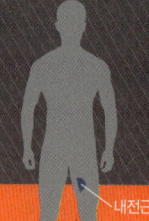

허벅지 안쪽의 내전근을 단련해야 군살 없이 탄탄한 다리 라인을 만들 수 있다. 들어 올리는 다리를 곧게 펴고 동작을 천천히 시행해야 내전근에 제대로 된 자극이 가해진다.

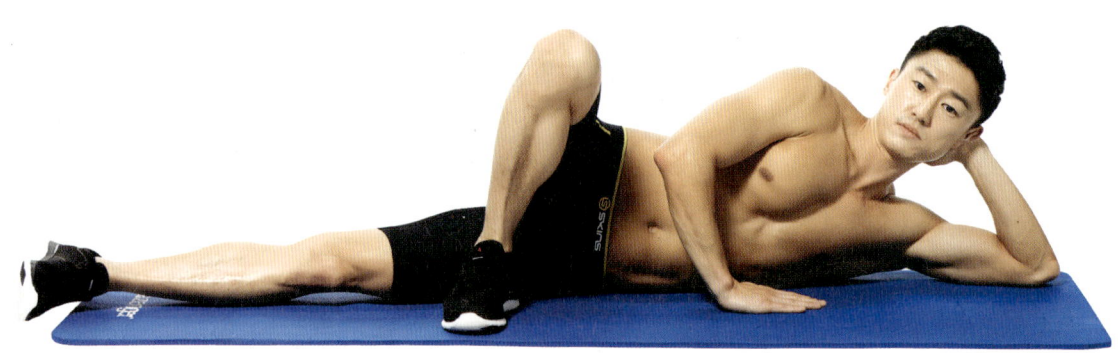

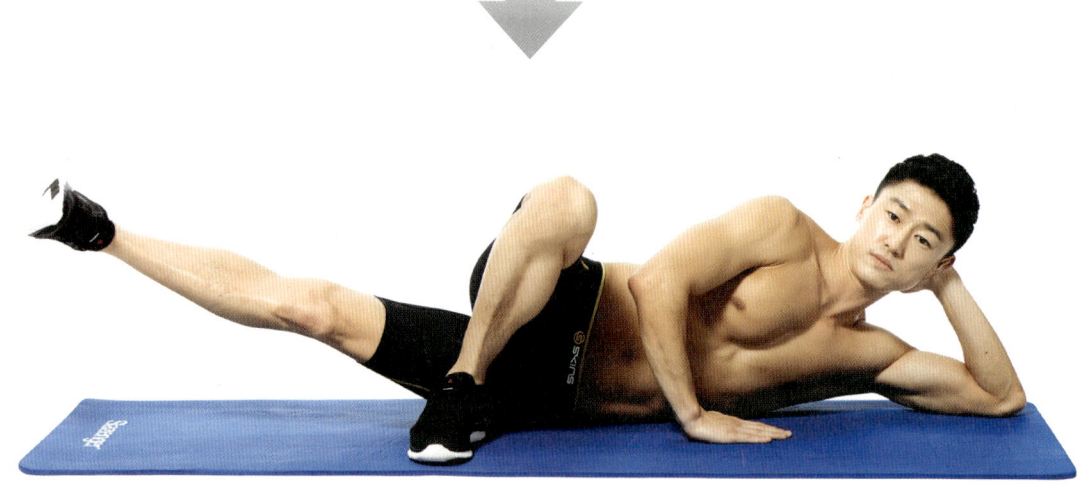

1 팔베개를 하고 옆으로 눕는다. 오른발이 왼쪽 허벅지 앞으로 넘어오게 내딛는다. 오른손으로 바닥을 짚어 중심을 잡는다.

2 구부리지 않은 왼쪽 다리를 곧게 펴서 천천히 위로 들었다 내린다. 1로 돌아와 오른쪽도 실시한다.

2 WEEK ▶▶▶ 화·목·토요일

20회 × 3세트

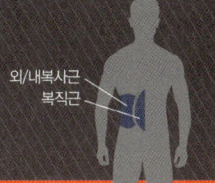

복부 2   상체 일으켜 대각선으로 팔 뻗기

복부의 근육을 집중적으로 키우는 운동이다. 등을 바닥에 댄 상태에서 고개만 들어 복부 위쪽을 강하게 수축하고, 주먹을 대각선으로 뻗으면서 복부 옆쪽을 더욱 강력하게 단련할 수 있다.

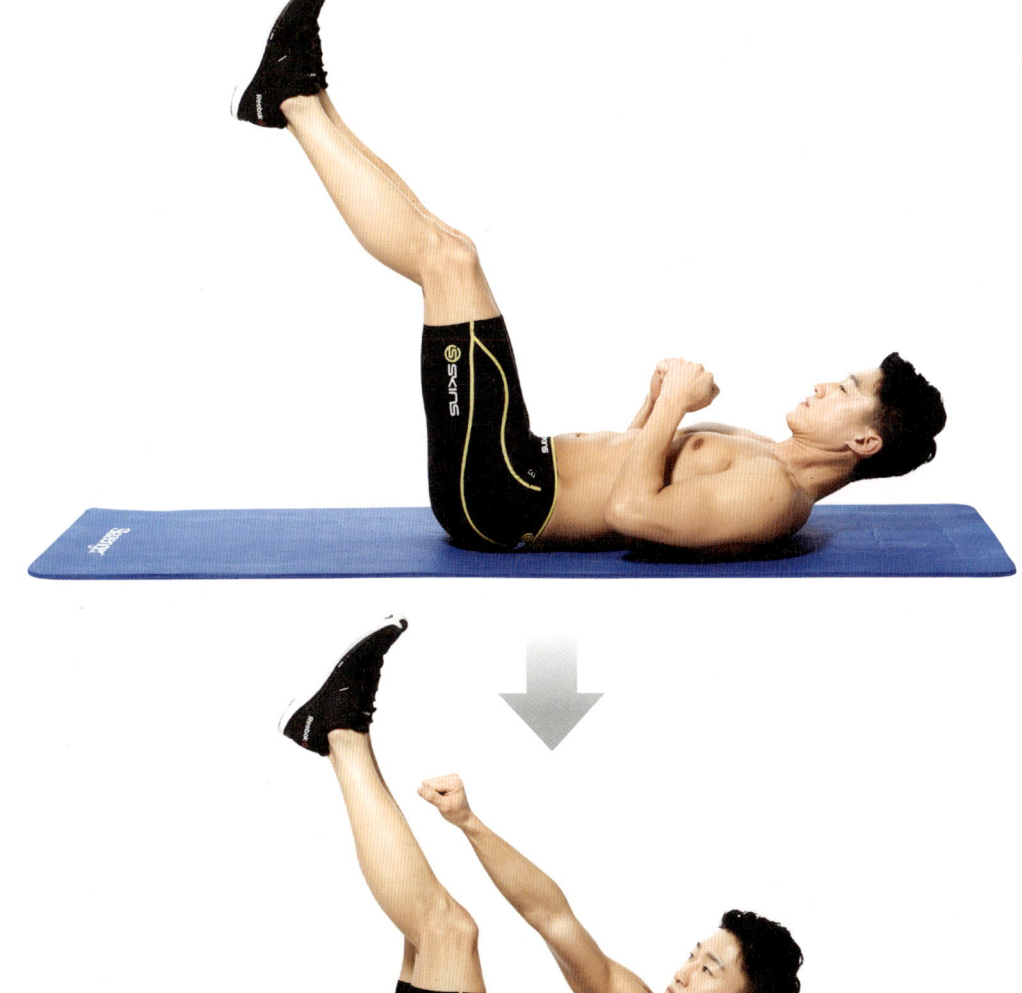

1 바닥에 누워 다리를 모아 높이 들어 올린다. 주먹 쥔 손은 가슴 앞으로 모은다.

2 오른쪽 주먹이 왼쪽 다리를 향하도록 사선으로 곧게 뻗는다. 이때 복부를 수축하며 상체를 최대한 일으켜 세운다. 1로 돌아와 반대쪽도 실시한다.

39

체형이 다르면 운동법도 달라져야 한다!

1 조금만 먹어도 쉽게 살이 찌는 체형
체지방 많은 체형이라면 공복 유산소 운동을 한다

❶ 운동 시간

체내에 지방이 많이 축적된 체형이라면 하루에 30분 이상의 충분한 시간을 매일, 꾸준히 운동하는 것이 좋다. 하지만 무엇보다도 일상적으로 생활 속에서, 습관적으로 많이 움직여야 한다. 특정 시간에만 운동을 한다고 생각하지 말고 화장실을 가거나 주차장으로 이동할 때, 또는 TV를 시청하는 동안에도 최대한 많이 움직이는 식으로 말이다. 즉 깨어 있는 모든 시간을 운동 시간이라고 인식하는 자세가 필요하다.

❷ 운동 방법

체지방이 많은 사람이 처음부터 무리한 운동을 하는 것은 좋지 않다. 너무 무거운 중량을 사용하여 운동하기보다 맨몸으로 시행하는 근력 운동을 추천한다. 자신의 체중 자체가 기구 이상의 무게 역할을 하기 때문이다.
따라서 맨몸으로 60~70%의 힘을 사용하는 중강도 운동을 시행하고, 차츰 세트 수와 반복 횟수를 늘려가며 운동하는 것이 바람직하다.
체지방이 많은 사람에게 좋은 유산소 운동은 걷기다. 단순한 걷기보다는 약간의 경사를 숨이 조금 차오를 정도로 걷는 정도가 관절 건강에도 좋고, 체지방 연소에도 더욱 효과적이다.

❸ 추천 운동법 : 공복 유산소 운동

공복 유산소 운동이란 잠자리에서 일어나 아무것도 먹거나 마시지 않고 유산소 운동을 하는 것을 말한다. 우리가 먹는 음식물은 몸속에서 포도당으로 전환된다. 그리고 전환된 포도당은 혈액으로 이동하고, 근육이나 간에서는 포도당의 집합체인 글리코겐 형태로 저장된다. 만약 탄수화물을 섭취하지 않으면 저장된 글리코겐을 분해하여 사용하고, 그마저도 부족하면 단백질이나 지방을 탄수화물화하여 에너지로 사용하기 때문에 지방 연소에 유리한 상황이 된다. 그러므로 체지방을 연소하기 위해서는 공복인 상태에서 몸을 움직이는 것이 좋다.
한 가지 주의해야 할 점은 공복 유산소 운동을 할 때 체내에서 단백질과 지방이 동시에 빠져나간다는 사실이다. 따라서 근육과 지방을 함께 빼야 하는 체지방이 많은 사람들에게는 매우 좋은 방법이 될 수 있지만, 근육량이 적은 마른 몸매의 사람들이 공복 유산소 운동을 하게 되면 역효과가 날 수도 있다. 당뇨병이 있는 사람들 역시 공복 유산소 운동을 하면 체내의 혈당이 급속도로 떨어져 저혈당 증상을 초래할 수 있으므로 주의해야 한다.

❹ 음식 섭취

연어, 참치, 달걀흰자, 닭가슴살, 소고기, 콩 등 단백질 위주의 식사를 하며, 탄수화물과 지방이 들어 있는 음식은 최대한 섭취를 제한한다. 뿐만 아니라 단백질을 먹을 때에는 채소를 함께 먹어 섬유질과 비타민을 섭취한다.
또한 공복기가 길어지면 다음에 섭취하는 칼로리를 지방으로 먼저 변환하려고 하므로, 세 끼를 최대한 규칙적으로 챙겨 먹어서 지방이 체내에 축적되는 상황을 최소화한다. 식사와 식사 사이에는 배가 고프지 않도록 수분과 채소를 섭취하며 포만감을 유지하는 것이 좋다. 무엇보다도 저녁 6시 이후에는 되도록 음식을 먹지 않도록 한다.

> **체중 감량을 원한다면**
> 탄수화물 20%, 단백질 40%, 섬유질 40%의 비율로 식단을 구성한다.

체형별 맞춤 운동법

2 아무리 먹어도 좀처럼 살이 찌지 않는 체형
마른 체형이라면 1시간 이상 운동하지 않는다

❶ 운동 시간

일반적으로 강도 높은 운동을 1시간 이상 지속하게 되면, 근육의 펌핑 효과(근력 운동 후 혈류량이 증가해 일시적으로 근육이 부풀어 오르는 현상)가 떨어지고 스트레스성 호르몬인 코르티솔이 분비되어 근육의 합성을 방해하고 근조직을 손상시킨다.
특히 마른 체형인 사람이 1시간 이상 운동을 지속하였을 경우 몸의 에너지원인 탄수화물을 모두 소비하게 되고, 장기의 에너지원인 지방까지도 태워 버리기 때문에 체중이 더욱 줄어들게 된다. 그렇기 때문에 마른 체형이라면 다른 체형보다 좀 더 정확한 자세로 근육의 자극에 집중해 짧은 시간 운동을 해야 근육이 붙으며 체중이 증가한다.

❷ 운동 방법

초급자라면 총 3세트를 운동한다고 했을 때 세트당 최소 10회, 평균 12~15회를 시행하는 것이 이상적이다. 이 책에서처럼 맨몸 운동을 할 때는 자신의 체중을 이용하기 때문에 부상의 위험이 적어 20회 시행도 가능하다. 하지만 중량을 이용해 운동할 때는 초급자의 경우 부상의 위험이 있기 때문에 12~15회를 반복할 수 있는 무게로 세트를 진행하는 것이 가장 바람직하다.
중급자의 경우에는 총 3~5세트로 각 세트당 최소 8회에서 최대 12회로 트레이닝한다. 초급자보다 높은 중량으로 세트당 5~10%의 중량을 올리고 횟수는 점차 줄여가는 피라미드형 세트 방식으로 진행하는 것이 좋다.

❸ 추천 운동법 : 굵고 짧은 근력 운동

유산소 운동은 심폐지구력 향상뿐 아니라 체지방을 연소시켜 칼로리 소모를 돕는 운동이다. 그렇기 때문에 마른 체형의 사람이 장시간 유산소 운동을 하는 것은 바람직하지 않다.
마른 체형이라면 최대 운동 시간이 1시간을 넘지 않도록 하고, 운동 시작 전에 러닝머신이나 사이클을 이용해 10분 정도 유산소 운동을 진행한다.
유산소 운동이 끝나면 정확한 자세로 진행하는 근력 운동을 30~40분만 실시한다. 짧은 시간 운동해도 충분한 효과를 얻을 수 있도록 집중해서 근육을 자극하도록 한다.
근력 운동을 마치면 다시 유산소 운동을 10~15분간 실시한다. 숨이 차오를 정도로 에너지 소모량을 높이지 말고 가볍게 걷는 속도로 운동하면 된다.

❹ 음식 섭취

탄수화물과 단백질을 지속적으로 섭취하는 것이 중요하다. 특히 탄수화물 섭취량을 단백질 섭취량보다 높이는 것이 좋다. 강도 높은 운동에 대비해 충분한 에너지를 체내에 공급해주려면 탄수화물을 단백질보다 많이 섭취해야 한다. 만약 운동을 하다가 에너지원이 부족해지면 지방을 에너지원으로 사용할 위험이 있으며, 이때 소비한 에너지를 보충해주어야 근육의 합성이 촉진되기 때문이다.
하지만 무조건 탄수화물만 섭취량을 늘린다고 해서 체중이 비약적으로 증가하지는 않는다. 근육을 만드는 단백질 섭취에도 반드시 신경을 써야 한다. 하루에 2~4회, 탄수화물과 단백질이 들어 있는 음식을 규칙적으로 섭취하고 공복기가 없도록 꾸준히 간식을 먹는 습관도 꼭 들여야 한다.

> **근육량 증가를 원한다면**
> 탄수화물 40%, 단백질 40%, 섬유질 20%의 비율로 식단을 구성한다.

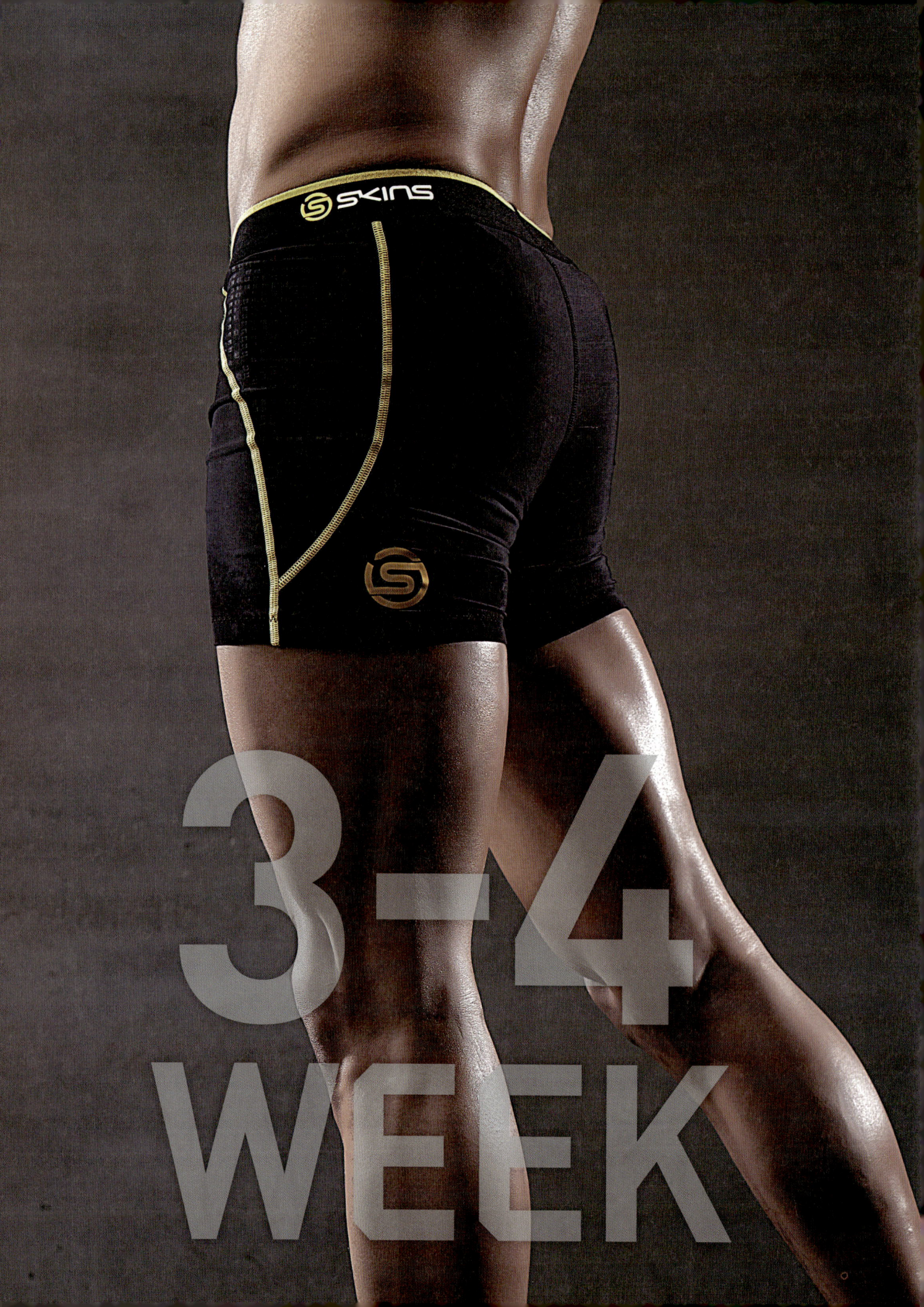

강하고 탄력적인 엉덩이를 완성하는 프로그램

1~2주차의 운동들을 무리 없이 소화해냈다면 3~4주차에 구성된 운동들로 엉덩이 근육을 더욱 강하고 탄력적으로 만들어보자. 점차 난도가 높아지는 동작을 시행하며 수축과 이완에 집중해야 한다.
2주차까지 근육의 힘을 키웠다면, 3주차에는 근육의 양을 늘리는 운동들로 하체 근육량을 증가시키는 데 집중한다. 강도 높은 동작으로 점차 근육이 단단하게 붙으면서 다리와 엉덩이의 맵시가 눈에 띄게 달라지는 것을 경험하게 될 것이다.
4주차에는 근육의 모양을 다듬는 데 집중한다. 완성도 높은, 강한 남자의 몸을 만들기 위해 선명한 근육을 만들어보자. 위로 올라붙은 엉덩이, 매끈하고 탄탄하게 단련된 다리와 복부, 강한 힘을 가진 허리, 명암이 느껴지는 허벅지를 만들 수 있을 것이다.

※ 월·수·금요일에 각 운동이 끝나면 화·목·토요일에는 부위별 운동을 반드시 실시한다.

	월요일	화요일	수요일	목요일	금요일	토요일
준비 운동	워밍업 스트레칭	워밍업 스트레칭	워밍업 스트레칭	워밍업 스트레칭	워밍업 스트레칭	워밍업 스트레칭
3주차 엉덩이 운동	엉덩이 13 p.34 엉덩이 14 p.35 엉덩이 15 p.44 엉덩이 16 p.45	다리 3 p.50 허리 3 p.52 허벅지 3 p.54 복부 3 p.55	엉덩이 15 p.44 엉덩이 16 p.45 엉덩이 17 p.46 엉덩이 18 p.47	다리 3 p.50 허리 3 p.52 허벅지 3 p.54 복부 3 p.55	엉덩이 17 p.46 엉덩이 18 p.47 엉덩이 19 p.48 엉덩이 20 p.49	다리 3 p.50 허리 3 p.52 허벅지 3 p.54 복부 3 p.55
4주차 엉덩이 운동	엉덩이 19 p.48 엉덩이 20 p.49 엉덩이 21 p.56 엉덩이 22 p.57	다리 4 p.64 허리 4 p.66 허벅지 4 p.68 복부 4 p.69	엉덩이 21 p.56 엉덩이 22 p.57 엉덩이 23 p.58 엉덩이 24 p.60	다리 4 p.64 허리 4 p.66 허벅지 4 p.68 복부 4 p.69	엉덩이 23 p.58 엉덩이 24 p.60 엉덩이 25 p.62 엉덩이 26 p.63	다리 4 p.64 허리 4 p.66 허벅지 4 p.68 복부 4 p.69
마무리 운동	릴렉스 스트레칭	릴렉스 스트레칭	릴렉스 스트레칭	릴렉스 스트레칭	릴렉스 스트레칭	릴렉스 스트레칭

3 WEEK

엉덩이 13
20회×3세트

+

엉덩이 14
20회×3세트

+

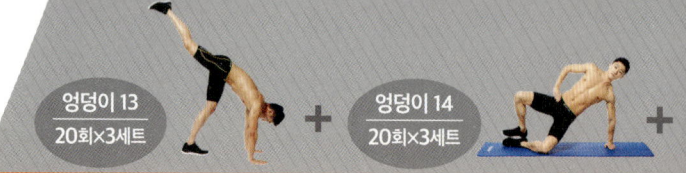

월요일 | 엉덩이 15 》 한쪽 다리로 서서 바닥 짚기

20회×3세트

몸을 지탱하는 다리의 엉덩이를 자극하고 허벅지 뒤쪽을 스트레칭하는 동작. 엉덩이의 탄력을 높이면서 다리 라인을 단단하게 다듬는 효과가 있다. 좌우로 몸통이 틀어지지 않게 최대한 상체를 숙여야 한다.

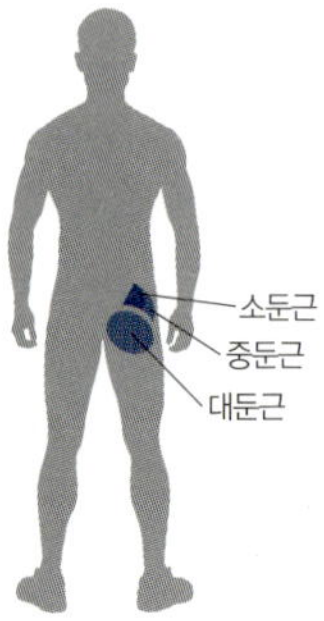

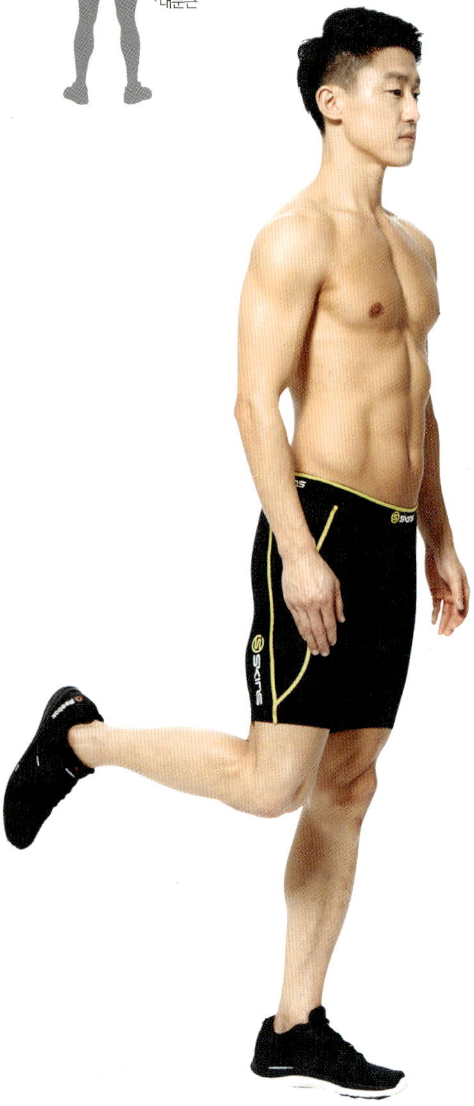

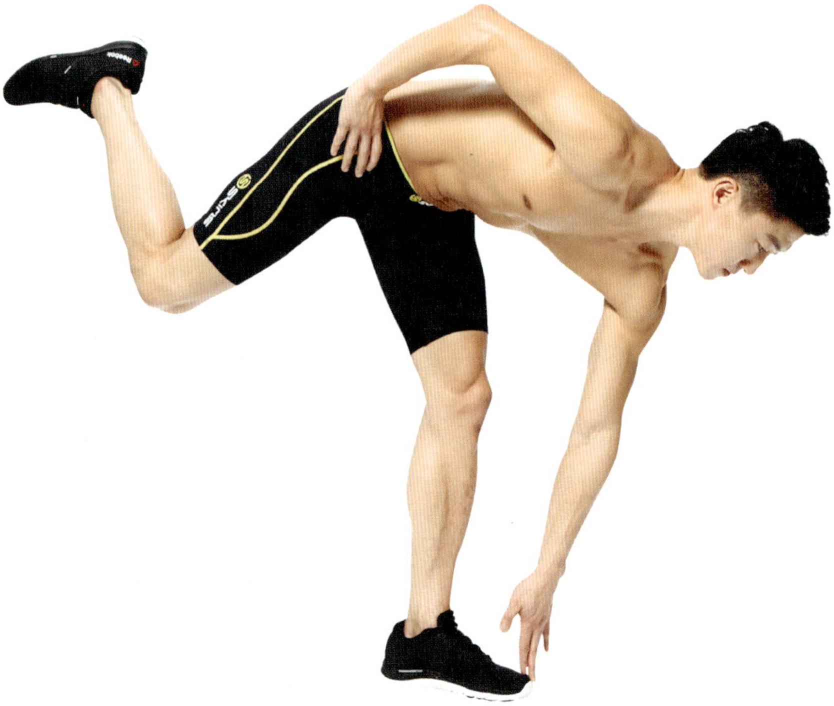

1 오른쪽 다리를 들고 선다. 이때 들고 있는 오른쪽 다리의 무릎을 직각으로 구부린다.

2 천천히 상체를 숙이며 왼손으로 바닥을 터치한다. 1로 돌아와 반대쪽도 실시한다.

3 WEEK

| 월요일 | 엉덩이 16 ❯ **뒤태 미남 운동** |

20회 × 3세트

전신의 근육을 골고루 자극하는 운동이다. 무릎을 펴고 다리를 뒤로 뻗는 동작에서는 힙업 효과를 얻을 수 있고, 가슴을 활짝 펴면서 등 근육이 강력하게 수축되므로 멋진 뒤태를 완성할 수 있다.

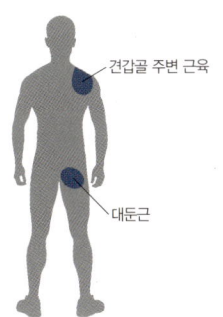
견갑골 주변 근육
대둔근

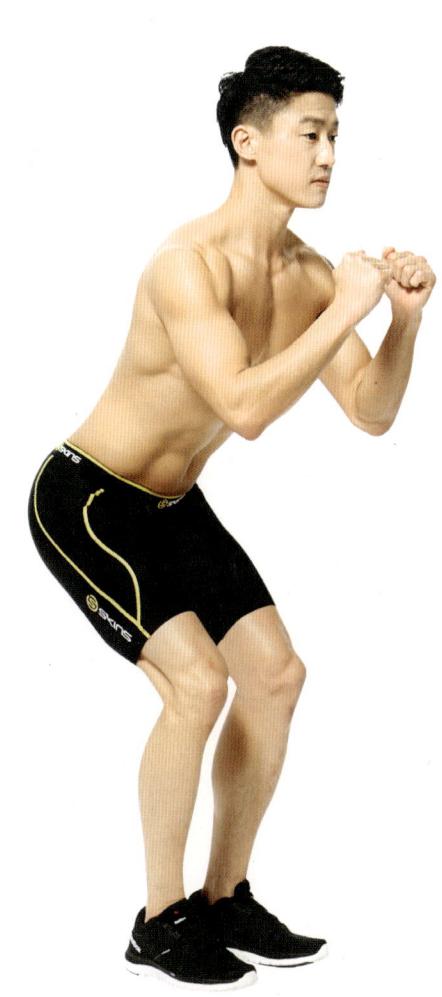

1 허리를 곧게 펴고 무릎을 살짝 구부려 앉는다. 팔꿈치를 굽혀 주먹 쥔 손을 가슴 앞쪽에 모은다.

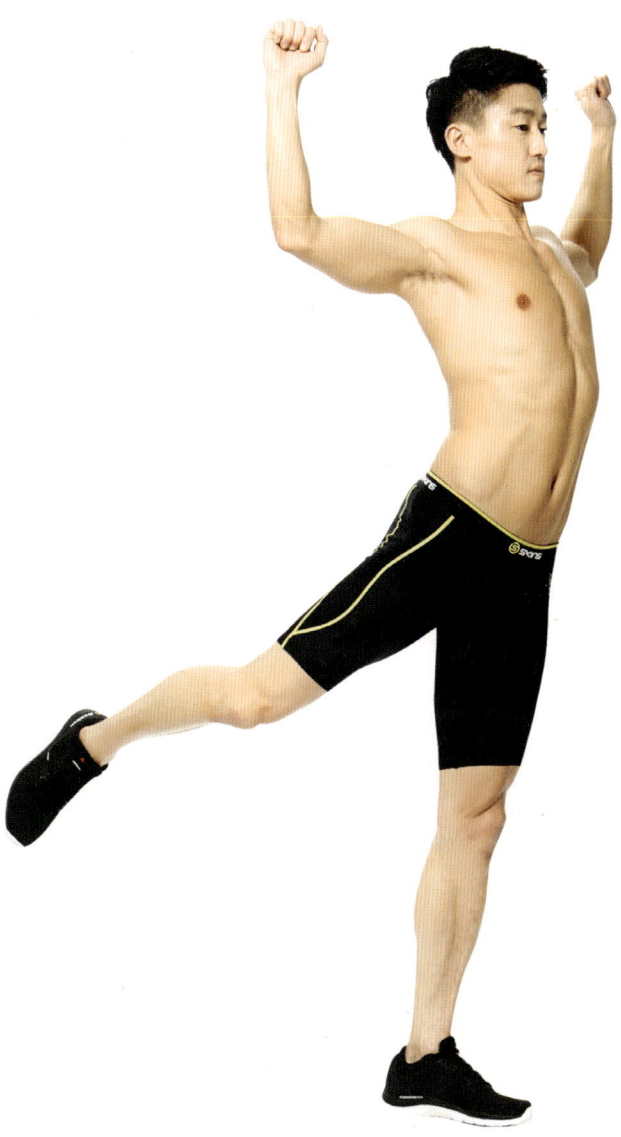

2 무릎을 펴고 일어서며 양팔을 좌우로 넓게 벌리고 가슴을 편다. 이때 오른쪽 다리를 뒤로 뻗는다. 1로 돌아와 왼쪽도 실시한다.

3 WEEK

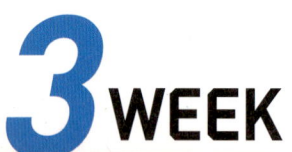

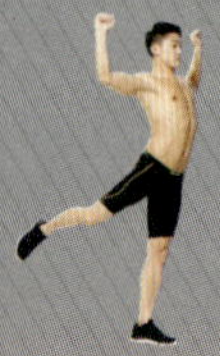

| 수요일 | 엉덩이 17 | 크로스 다리 밀어 올리기 |

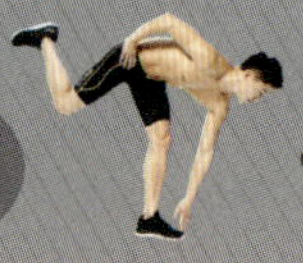

20회×3세트

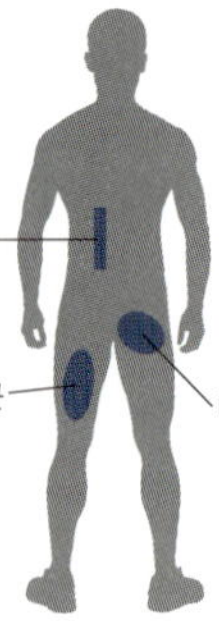

엉덩이와 허벅지 뒤쪽 근육을 단련해 힙 라인을 정리해주는 효과가 탁월한 운동이다. 높게 차올린 다리를 내릴 때 몸을 지지하는 다리와 교차되도록 꼬아주면 엉덩이 근육에 더욱 강한 자극을 줄 수 있다.

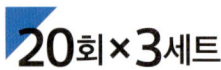

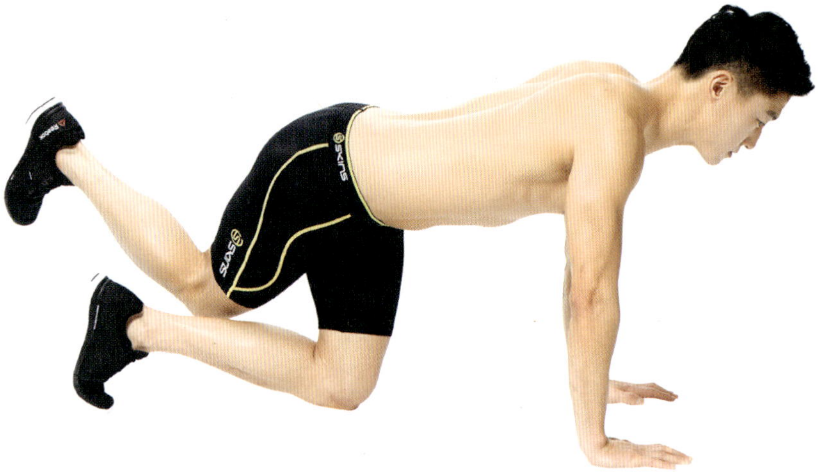

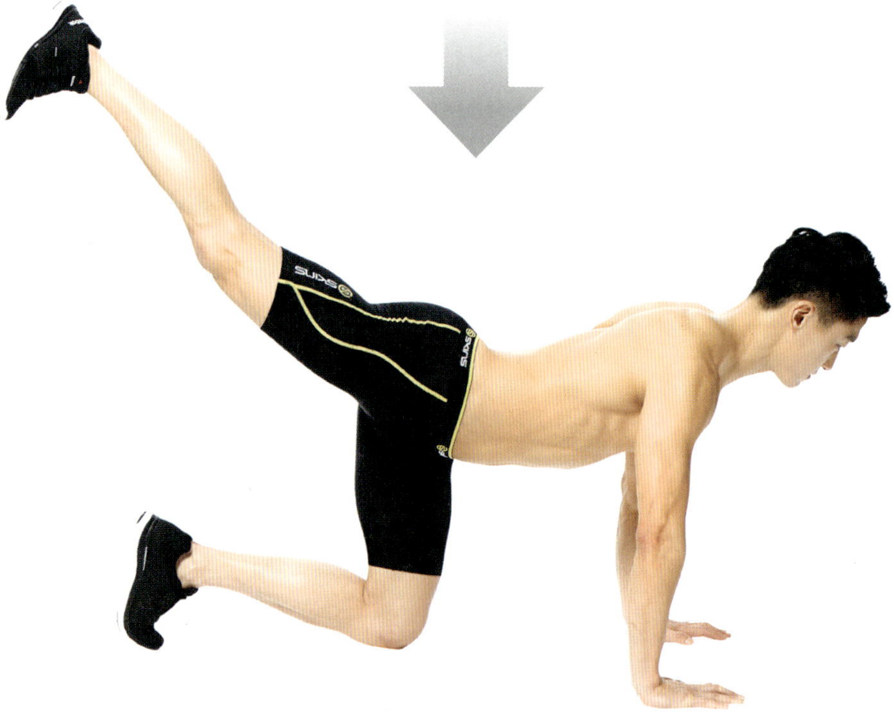

1 손바닥과 무릎을 바닥에 대고 엎드린다. 오른쪽 다리를 왼쪽 다리 위로 교차시켜 구부린다.

2 오른쪽 다리를 뒤로 뻗으며 높이 차올린다. 이때 무게중심이 한쪽으로 쏠리지 않도록 주의하며 무릎을 곧게 편다. 1로 돌아와 왼쪽도 실시한다.

3 WEEK

수요일 | 엉덩이 18 > 팔꿈치로 버티면서 무릎 벌리기

20회 × 3세트

무릎을 벌리는 동작을 반복하면 엉덩이 전체에 강한 힘이 들어간다. 2주차 금요일에 시행했던 '강한 엉덩이 만들기'와 비슷해 보이지만, 손바닥 대신 팔꿈치로 몸을 지탱하고 몸 전체를 들어 올리므로 강도가 더욱 높은 운동이다.

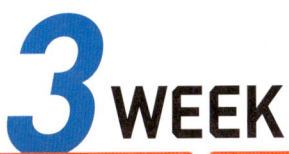

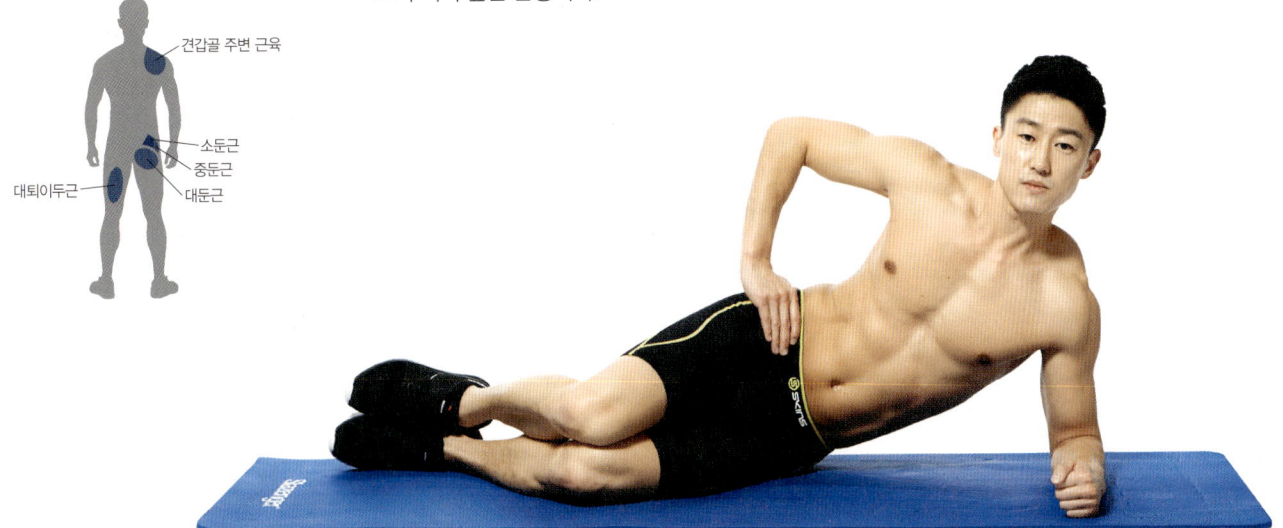

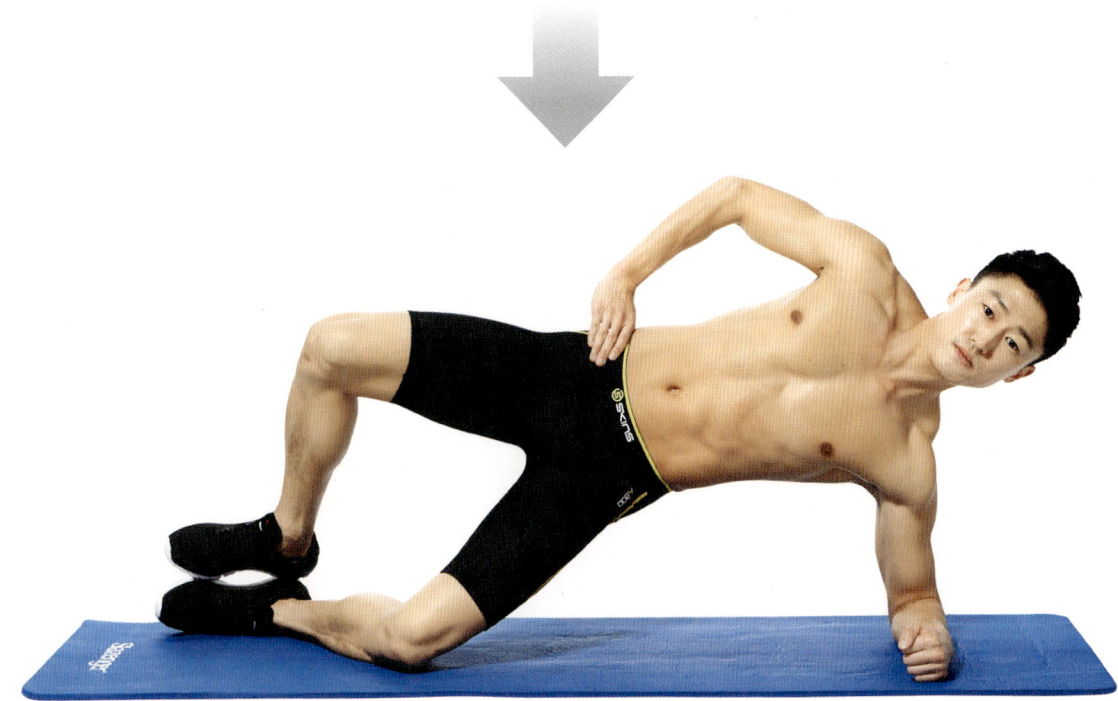

1 왼쪽 팔꿈치로 몸을 지탱하고 바닥에 옆으로 눕는다. 다리를 가지런히 모은 후 무릎을 살짝 구부린다.

2 왼쪽 무릎과 왼팔에 힘을 주고 골반과 몸통을 들어 올리며 무릎을 최대한 벌린다. 발이 서로 떨어지지 않게 주의한다. 1로 돌아와 반대쪽도 실시한다.

3 WEEK

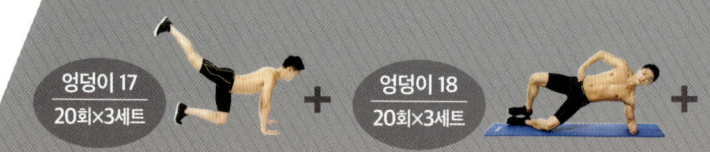

금요일 | 엉덩이 19 〉 반복 스쿼트

20회 × 3세트

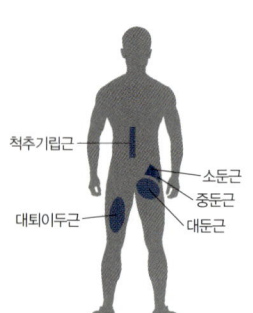

스쿼트는 복부와 하체의 여러 근육들을 동시에 단련할 수 있어서 '하체 운동의 정석'이라고 불린다. 바닥과 허벅지가 평행이 되도록 앉은 상태에서 살짝 일어났다가 다시 앉는 동작을 반복하면 근육을 더욱 강하게 자극할 수 있다.

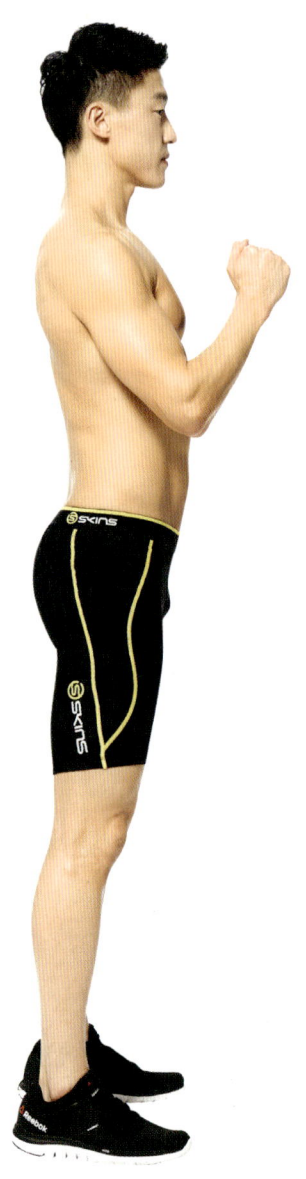

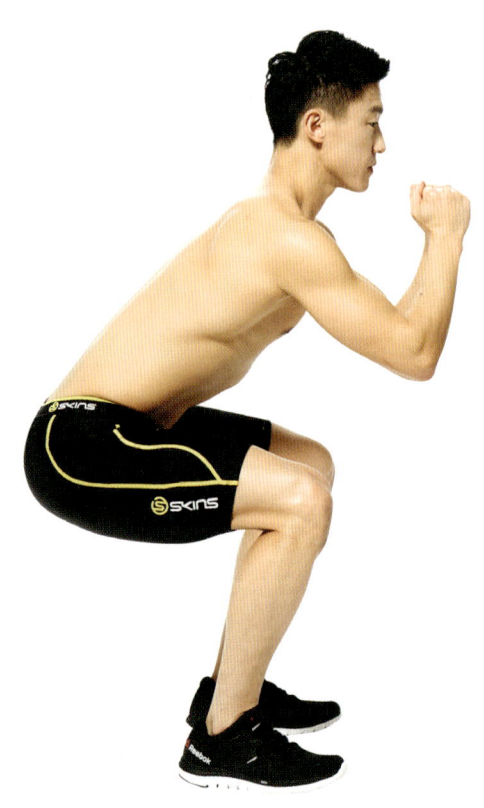

1 다리를 어깨너비로 벌리고 주먹 쥔 손을 가슴 앞에 자연스럽게 모은다.

2 허리를 곧게 펴고 엉덩이를 뒤로 빼면서 천천히 앉는다. 무릎이 직각이 될 때까지 앉았다 살짝 일어나길 반복한다.

3 WEEK

금요일 | 엉덩이 20 ▶ 일어나며 다리 뒤로 들어 올리기

20회 × 3세트

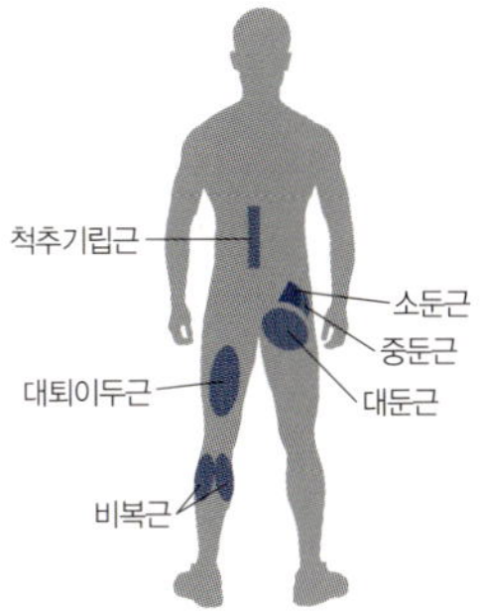

스쿼트를 변형해 하체의 거의 모든 근육과 몸 중심부 근육을 강화하는 동작이다. 한쪽 다리로 몸을 지탱하고 팔과 다리를 들어 올리는 동작으로 신체 전반의 균형감 또한 높일 수 있다.

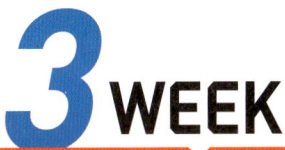

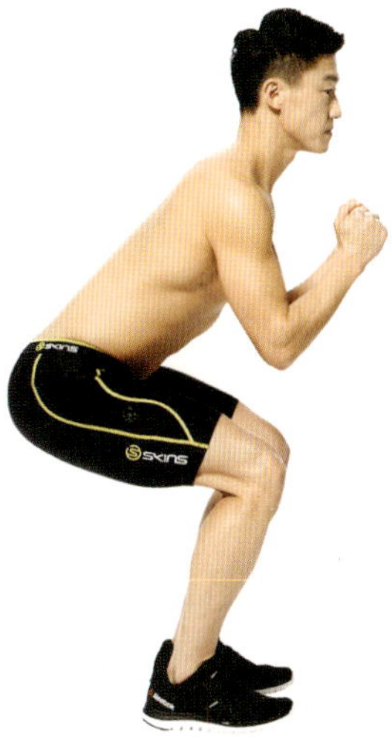

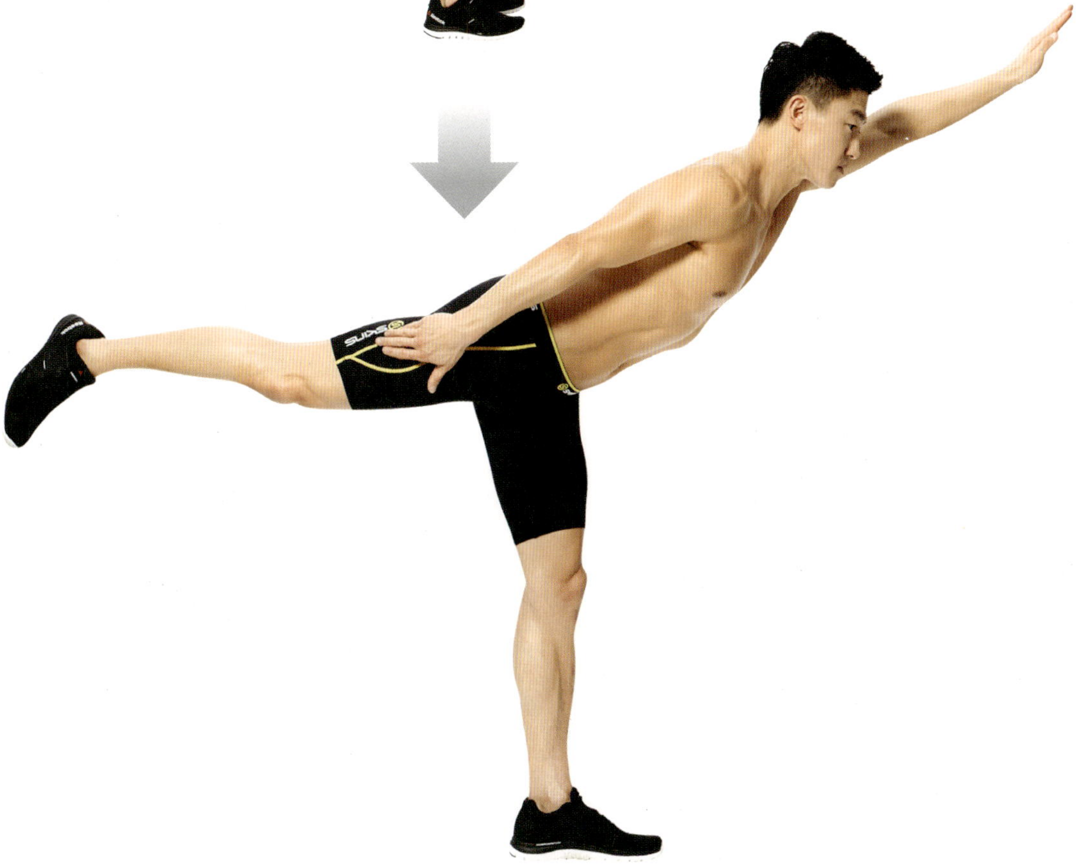

1 다리를 어깨너비로 벌리고 주먹 쥔 손을 가슴 앞에 자연스럽게 모은다. 허리를 곧게 펴고 엉덩이를 뒤로 빼면서 천천히 앉는다.

2 천천히 일어나면서 왼팔과 오른쪽 다리를 최대한 높이 들어 올린다. 1로 돌아와 반대쪽도 실시한다.

49

3 WEEK ≫ 화·목·토요일

다리 3   쪼그려 앉으며 종아리 운동

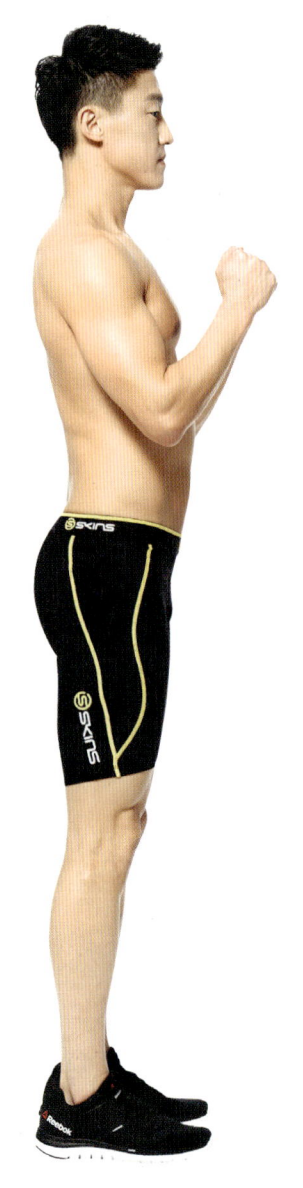

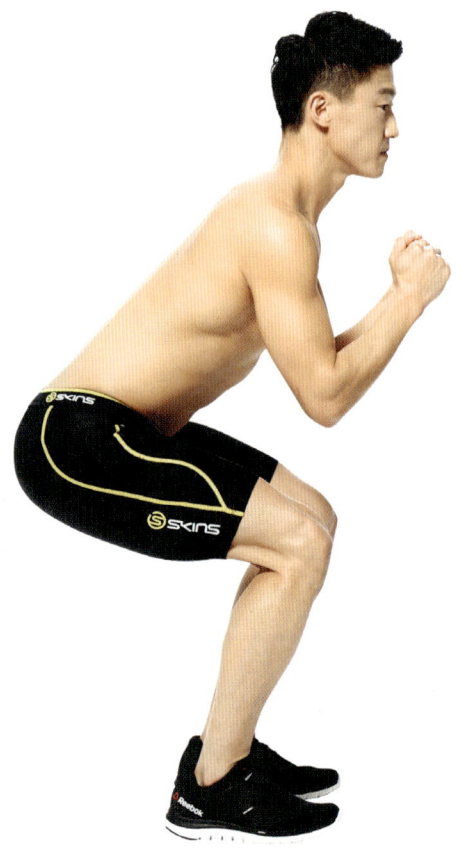

1 다리를 어깨너비로 벌리고 주먹 쥔 손을 가슴 앞에 자연스럽게 모은다.

2 허리를 펴고 엉덩이를 천천히 뒤로 빼면서 무릎을 굽혀 앉는다.

20회 × 3세트

가장 대표적인 하체 운동인 스쿼트를 응용한 동작이다. 무릎을 직각으로 굽혀 앉은 자세에서 발뒤꿈치를 들어 1~2초 정도 정지함으로써 하체 근육을 더욱 강하게 자극하고 근력을 크게 키우는 효과를 얻을 수 있다.

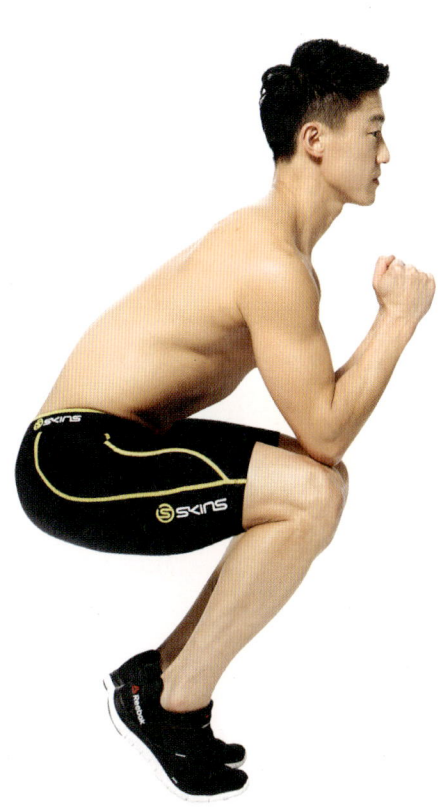

무릎이 발끝을 넘어서지 않게 한다.

3 무릎이 직각이 되도록 앉은 상태에서 뒤꿈치를 들어 1~2초간 정지한다.

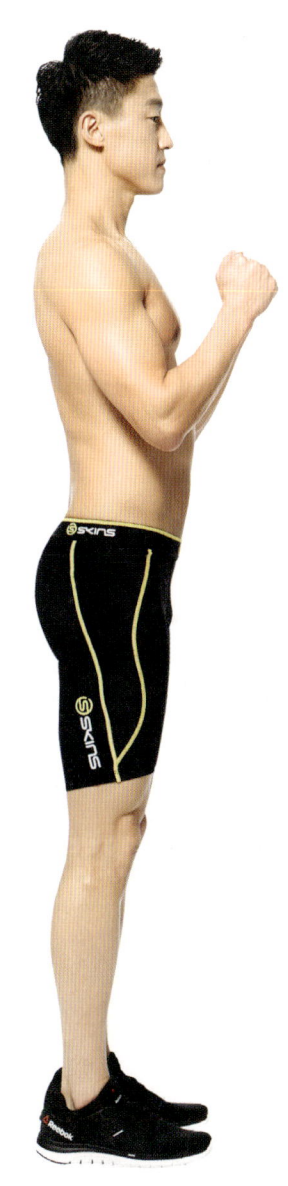

4 천천히 일어서면서 1로 돌아와 동작을 반복한다.

3 WEEK ▶▶ 화·목·토요일
허리 3　양팔 만세 데드리프트

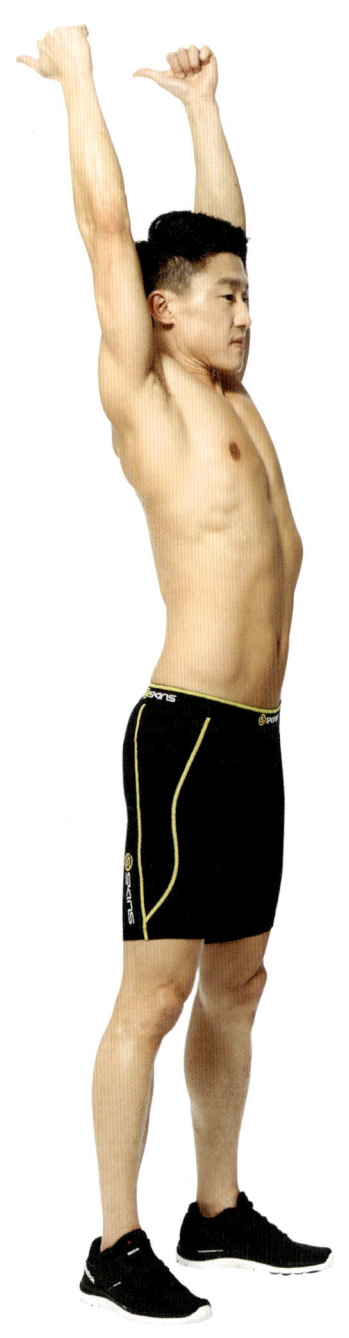
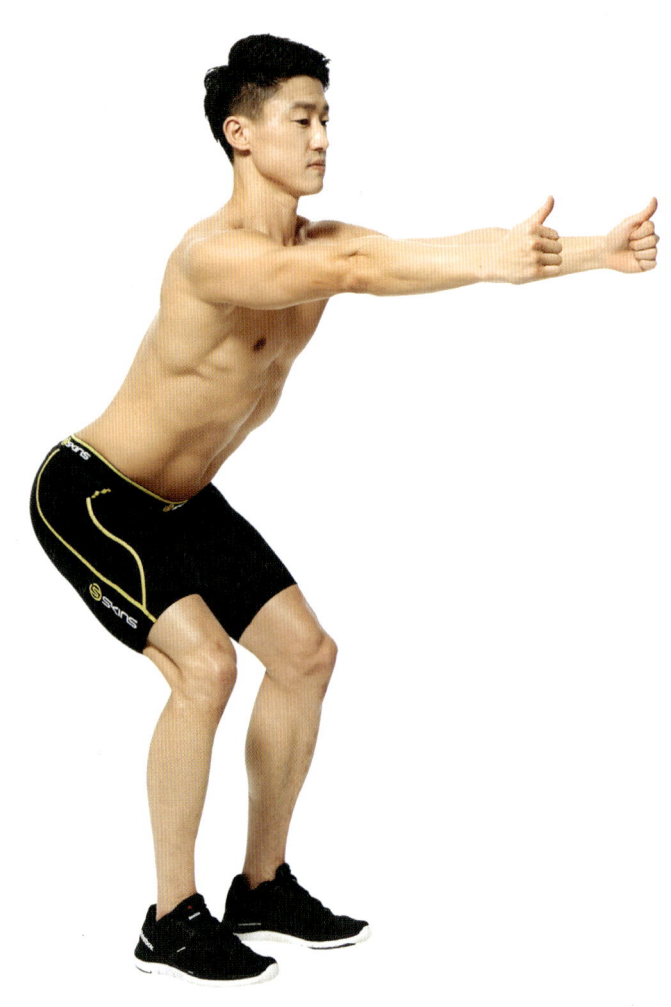

1 다리를 어깨너비로 벌리고 선다. 가볍게 주먹을 쥔 상태에서 엄지만 치켜 세우고 팔을 머리 위로 든다.

2 등과 허리를 곧게 펴고 무릎은 살짝 구부리며 상체를 천천히 숙인다.

전신의 근육을 골고루 발달시켜주는 운동이다. 허리를 숙였다가 다시 펴는 과정에서 척추기립근을 단련할 수 있는데, 이때 부상을 입지 않으려면 등을 구부리지 말고 곧게 펴야 한다.

20회 × 3세트

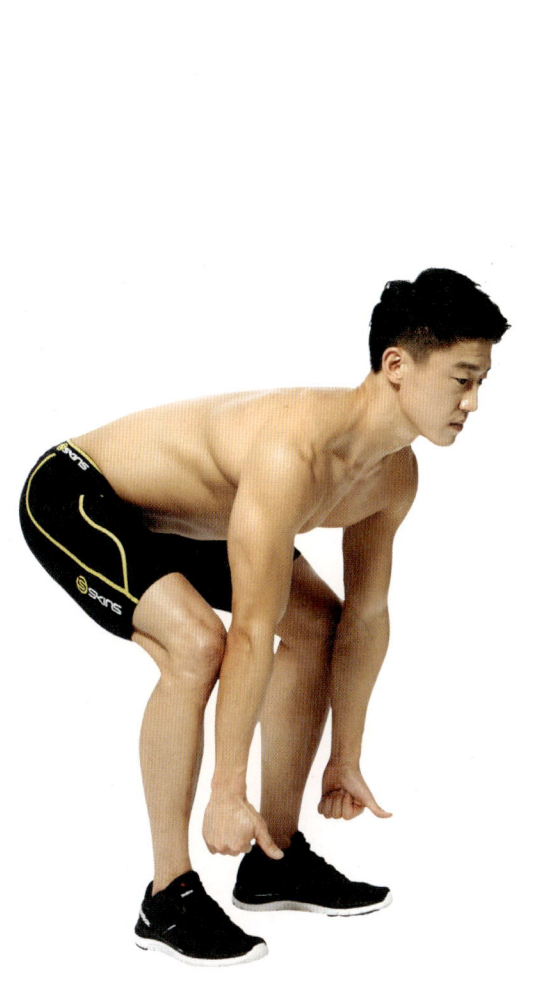

3 바닥을 향해 팔을 천천히 내린다. 이때 무릎은 자연스럽게 구부리되 무릎이 발끝을 넘어서지 않도록 한다.

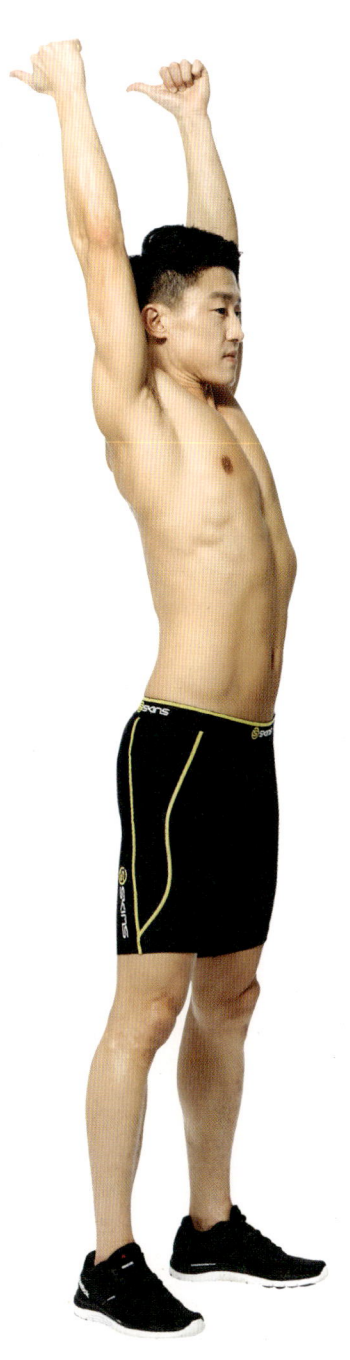

4 천천히 일어서면서 1로 돌아와 동작을 반복한다.

3 WEEK ▶▶ 화·목·토요일

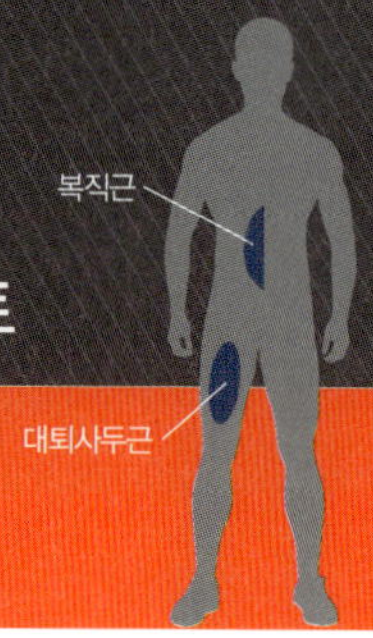

허벅지 3   V 크런치

20회 × 3세트

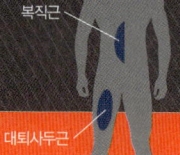

다리를 들어 올릴 때 반동을 이용하면 허벅지 운동의 효과를 기대하기 어렵다. 온전히 허벅지의 힘만 사용해서 천천히 동작을 시행하고, 무릎을 포함해 다리 전체를 곧게 편 자세를 유지하는 것이 좋다.

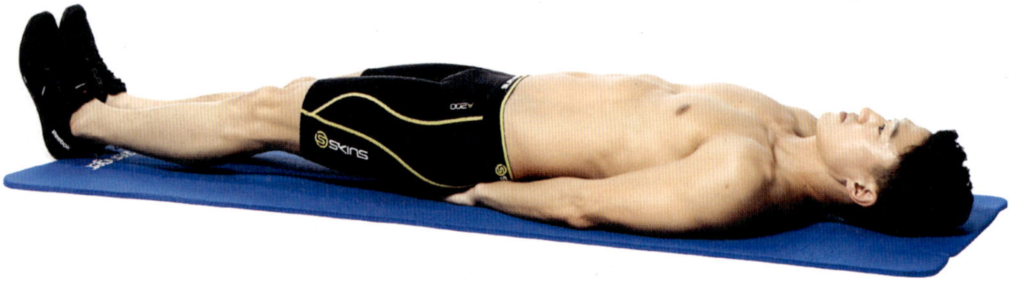

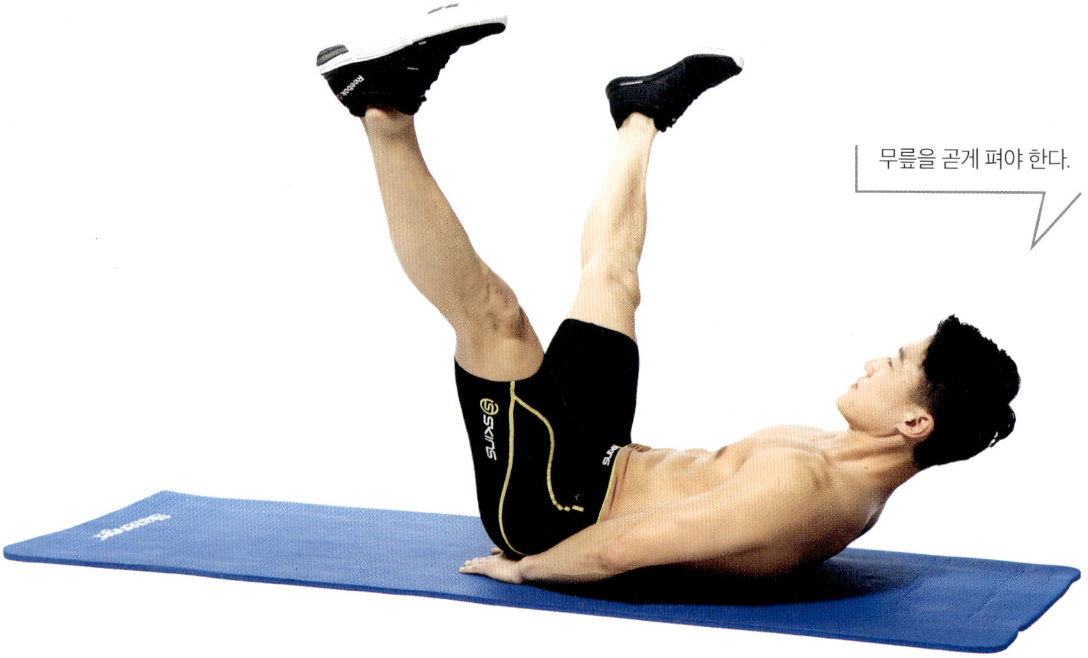

> 무릎을 곧게 펴야 한다.

1 바닥에 등을 대고 누워 양팔로 엉덩이를 받친다.

2 다리를 V자로 최대한 넓게 벌리며 상체와 함께 들어 올린다. 1로 돌아와 동작을 반복한다.

3 WEEK ▶▶ 화·목·토요일

복부 3   누워서 몸통 웅크리기

20회 × 3세트

복근의 수축과 이완을 반복하며 탄탄한 복부를 만드는 운동이다. 상체를 웅크릴 때 복근을 쥐어짜는 느낌으로 강하게 수축시켜야 운동 효과를 극대화할 수 있다.

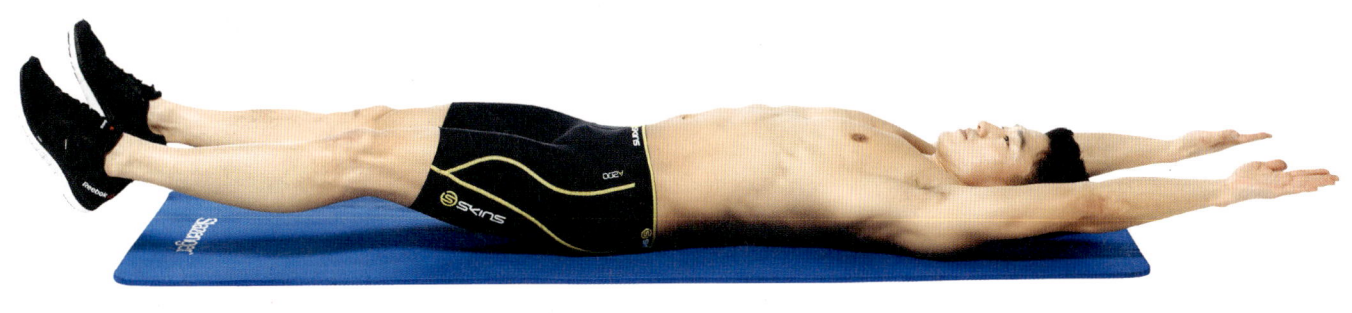

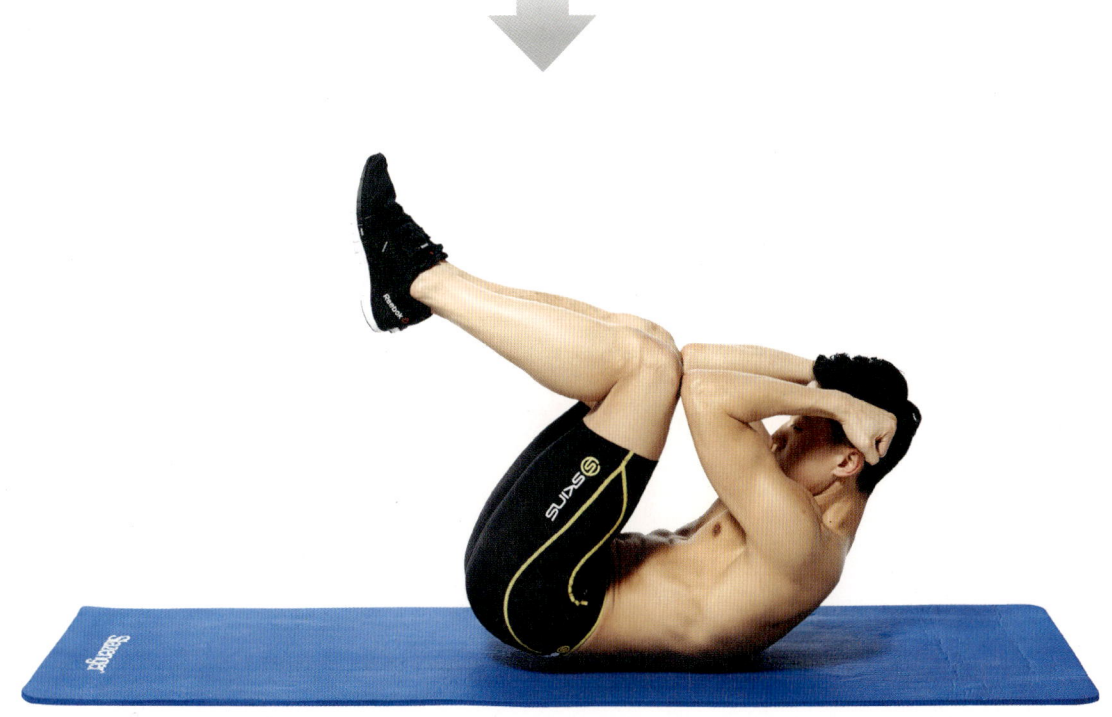

1 팔과 다리를 쭉 펴고 눕는다. 이때 팔과 다리를 바닥에서 살짝 든다.

2 다리를 모아 당기며 상체를 웅크려 무릎과 팔꿈치를 맞댄다. 1로 돌아와 동작을 반복한다.

4 WEEK

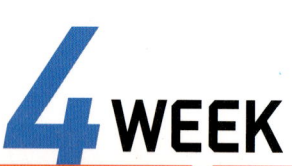

| 월요일 | 엉덩이 21 | 의자 위에서 팔다리 엇갈려 올리기 |

20회×3세트

팔과 다리를 뻗는 시점에 엉덩이를 강하게 수축시킨다는 느낌으로 동작을 반복하면 탄력적인 뒤태를 만들 수 있다. 엎드렸을 때 복부를 가볍게 받쳐주는 높이의 의자나 짐볼, 쿠션 등을 사용한다.

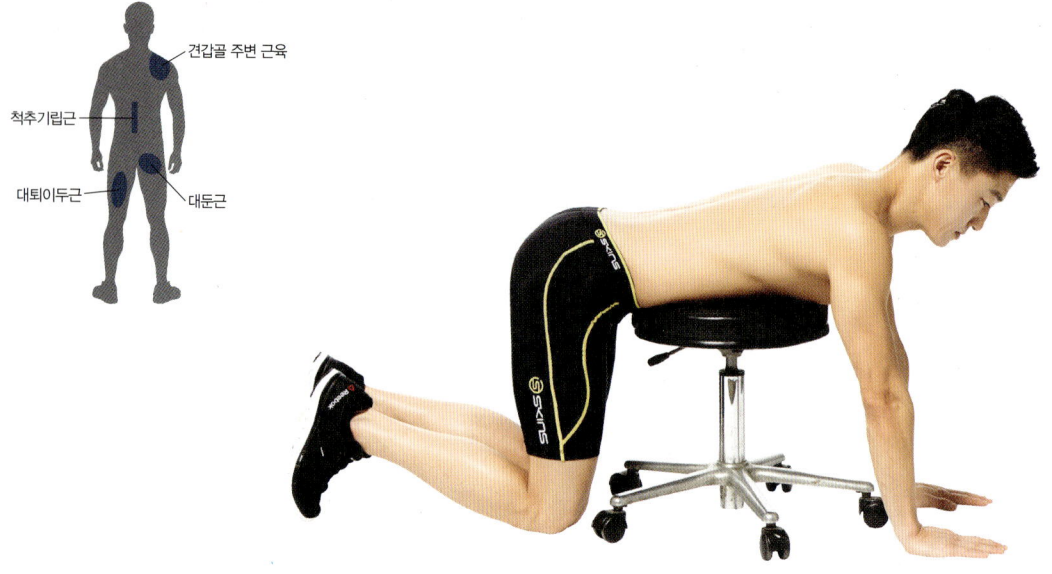

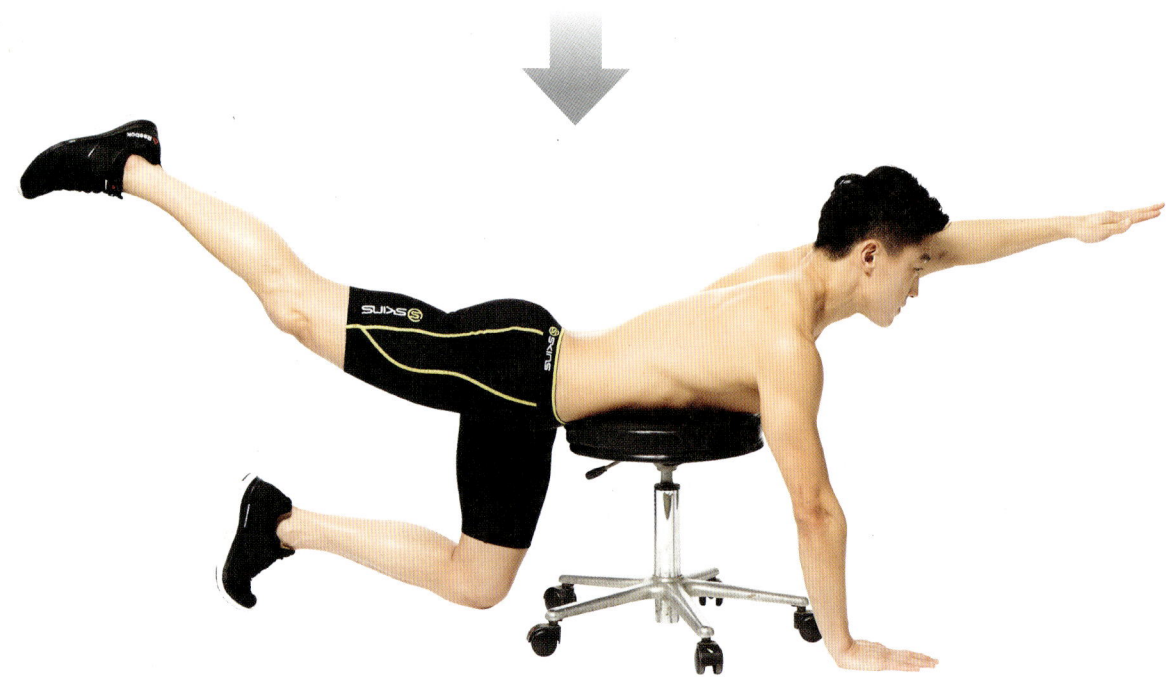

1 의자를 배 아래쪽에 대고 엎드린다. 발끝은 모아 세우고 손바닥과 무릎을 바닥에 댄다.

2 왼팔과 오른쪽 다리를 곧게 펴고 최대한 높이 들어 올린다. 1로 돌아와 반대쪽도 실시한다.

4 WEEK

| 월요일 | 엉덩이 22 » | 다리 올리고 엉덩이 들기 |

20회 × 3세트

의자에 발을 올리고 운동하면 무릎 관절 근처 근육을 더욱 강하게 자극할 수 있으며, 동시에 종아리 근육도 강하게 수축시킬 수 있다. 엉덩이와 다리 근육 전반을 매끈하게 다듬을 수 있는 운동이다.

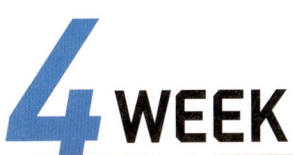

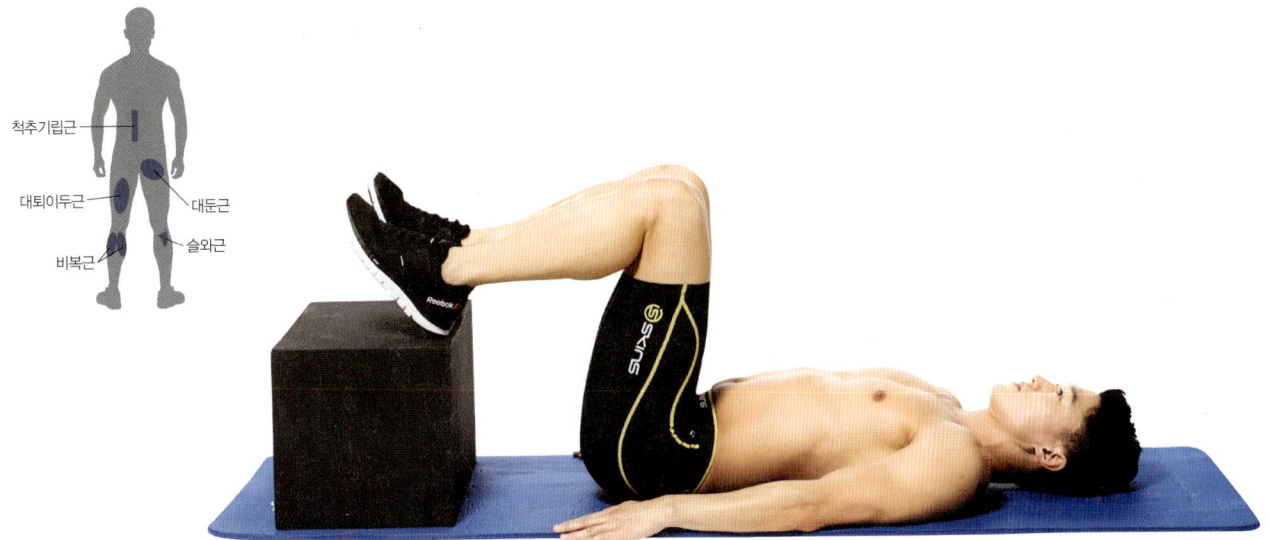

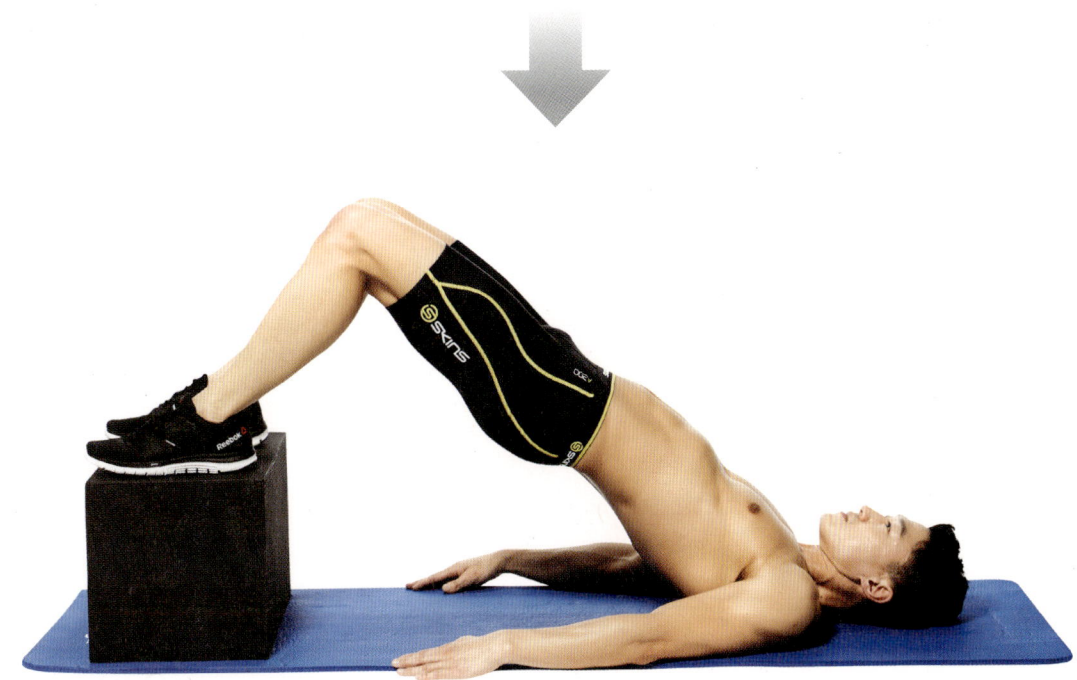

1 무릎을 세워 두 발을 의자 위에 올리고 눕는다. 팔은 어깨너비보다 살짝 넓게 벌리고 손바닥으로 바닥을 짚는다.

2 숨을 내쉬면서 엉덩이를 위로 들어 올리고 1~2초간 정지한다. 숨을 들이마시면서 엉덩이를 아래로 내린다.

4 WEEK

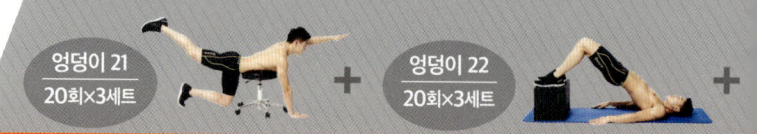

| 수요일 | 엉덩이 23 | ▸ 엎드려 다리 밀어 뒤로 돌리기 |

20회 × 3세트

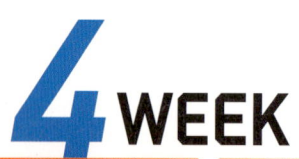

척추기립근
소둔근
중둔근
대퇴이두근
대둔근

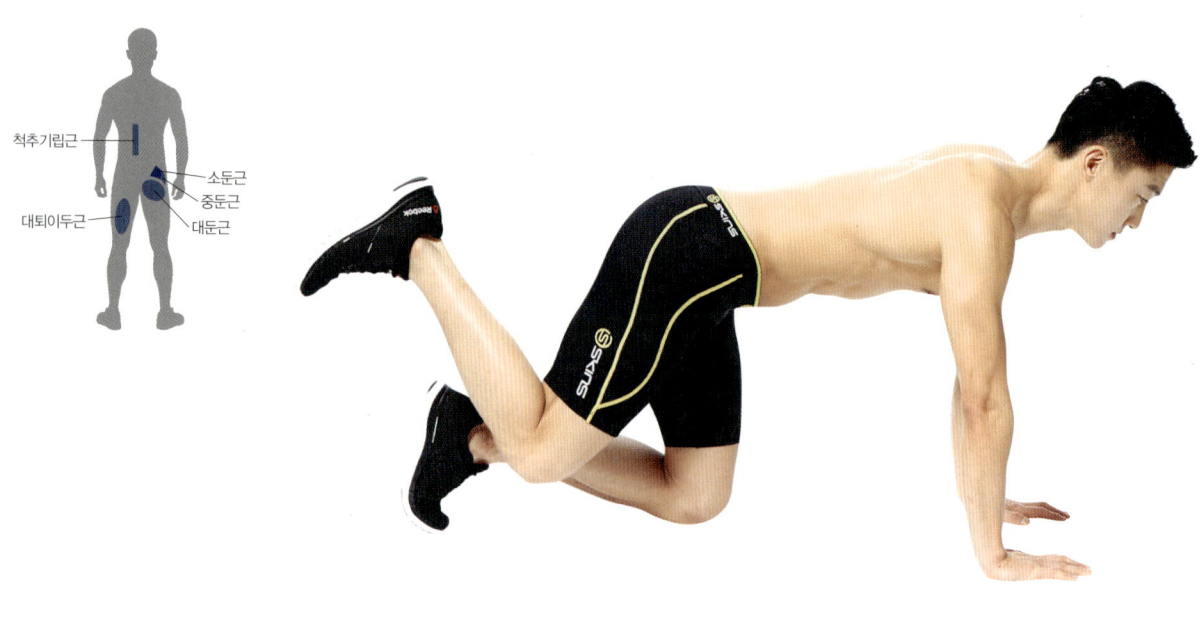

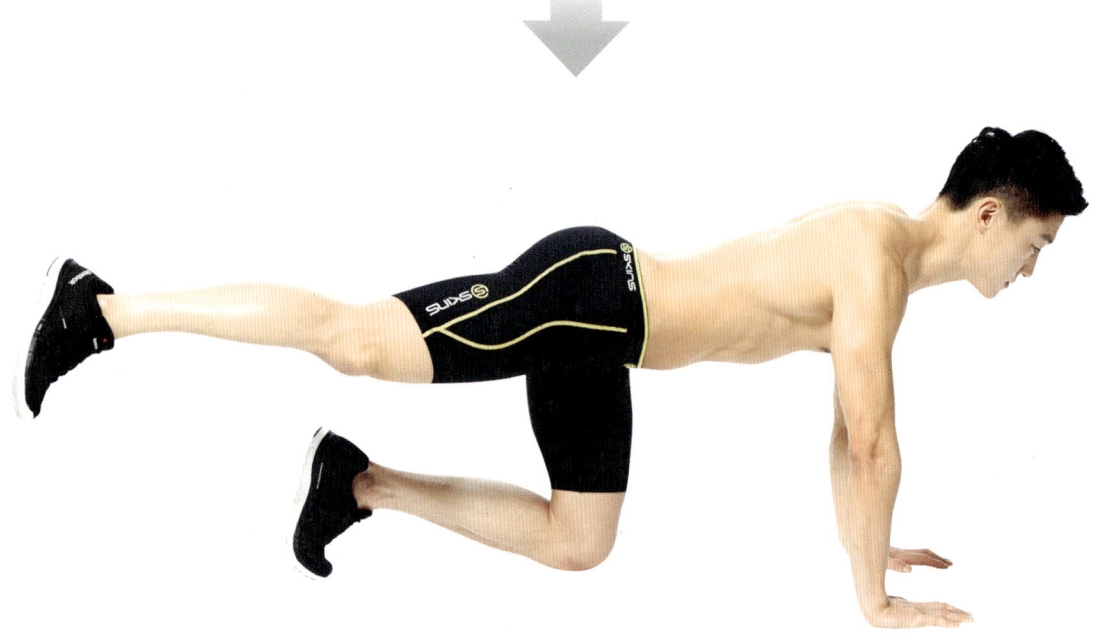

1 손바닥과 무릎을 바닥에 대고 엎드린 뒤 오른쪽 무릎을 굽혀 살짝 든다.

2 들어 올린 다리를 허벅지와 몸통이 일직선이 되도록 곧게 편다.

들어 올린 다리를 크게 돌리는 동작은 엉덩이 근육을 골고루 자극해 군살을 정리하고 근력을 강화하는 데 효과적이다. 다리를 곧게 펴고 최대한 크게 돌려야 엉덩이 근육을 제대로 자극할 수 있다.

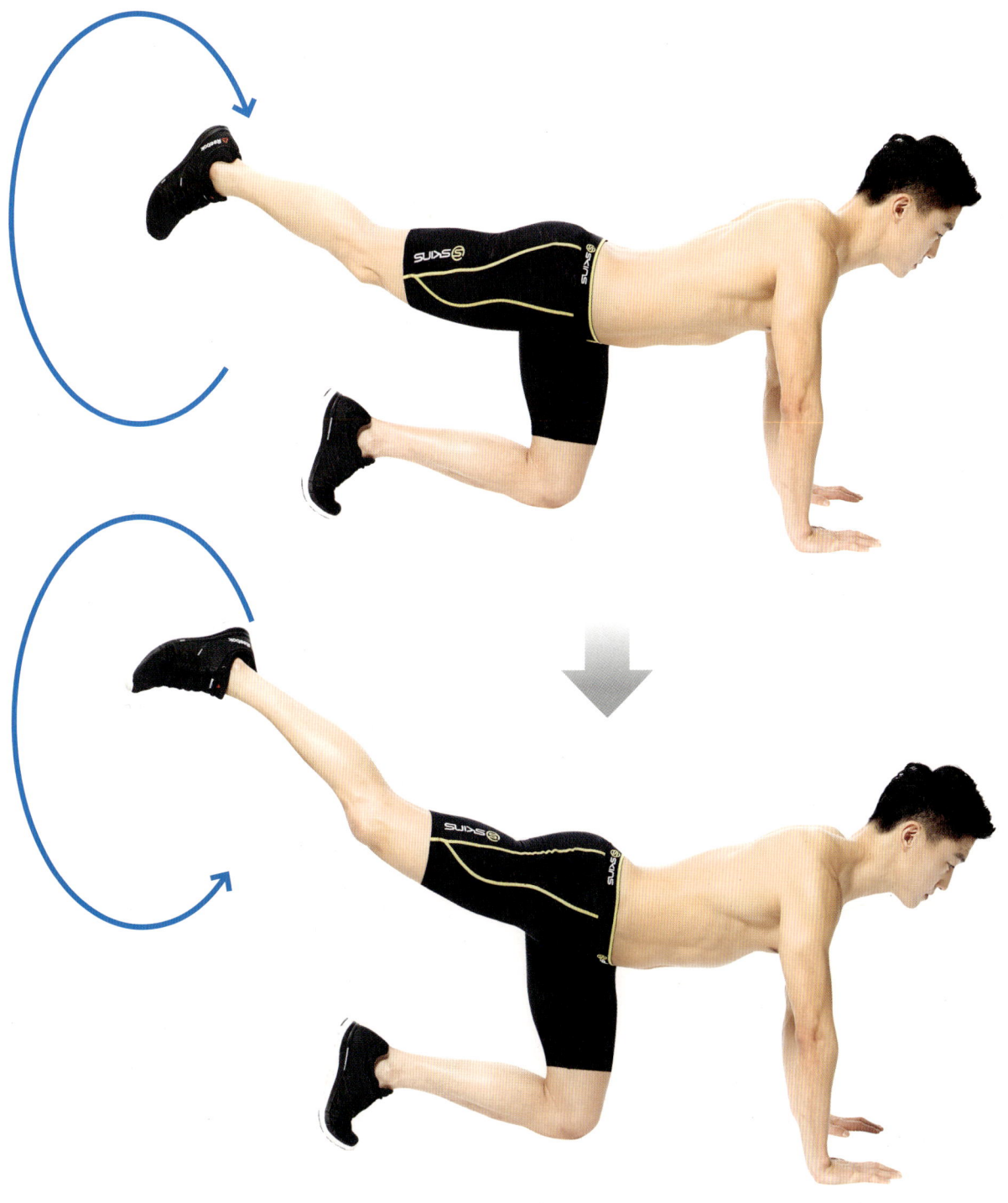

3 무릎을 편 채 다리를 높이 들면서 시계 방향으로 크게 한 바퀴 돌린다.

4 반시계 방향으로도 크게 한 바퀴 돌린다. 1로 돌아와 왼쪽도 실시한다.

4 WEEK

| 수요일 | 엉덩이 24 ▶ 점프 스쿼트 |

20회 × 3세트

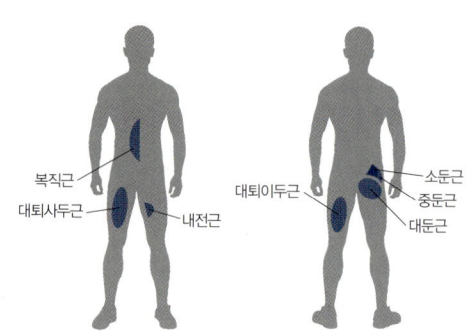

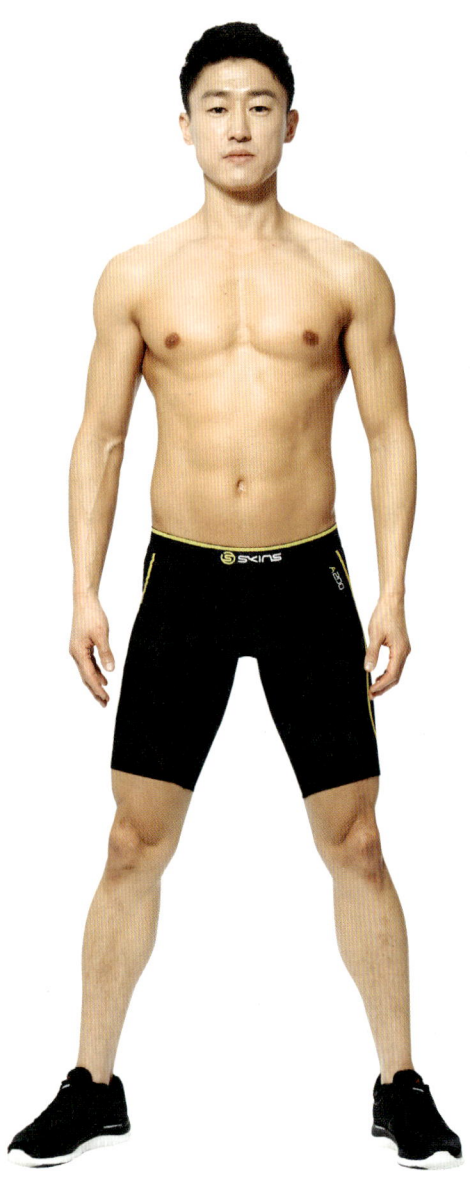

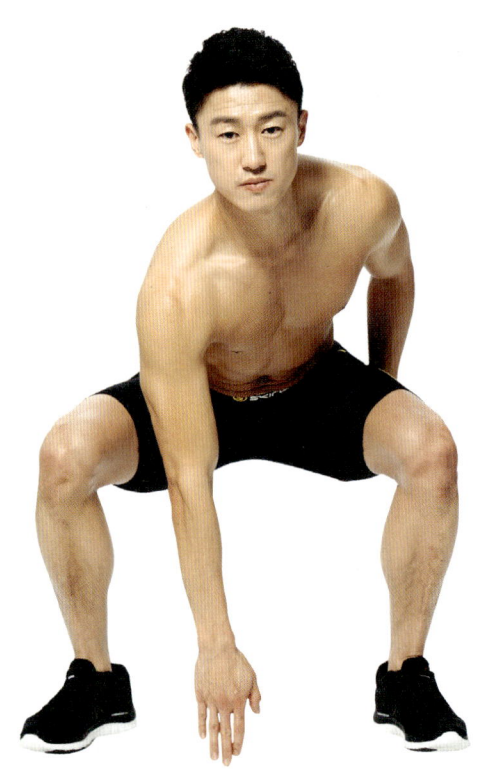

1 발끝이 바깥을 향하도록 어깨너비의 1.5배로 다리를 벌리고 선다.

2 허리를 펴고 무릎을 바깥 방향으로 구부려 앉으며 오른손으로 바닥을 터치한다.

스쿼트를 하면서 다리를 넓게 벌려 앉을수록 하체에 큰 자극을 줄 수 있다. 평소 자주 사용하지 않는 허벅지 안쪽 근육도 자극하므로 군살 없이 단단한 허벅지를 만들 수 있다. 스쿼트-점프-스쿼트로 동작을 자연스럽게 연결하는 것이 포인트다.

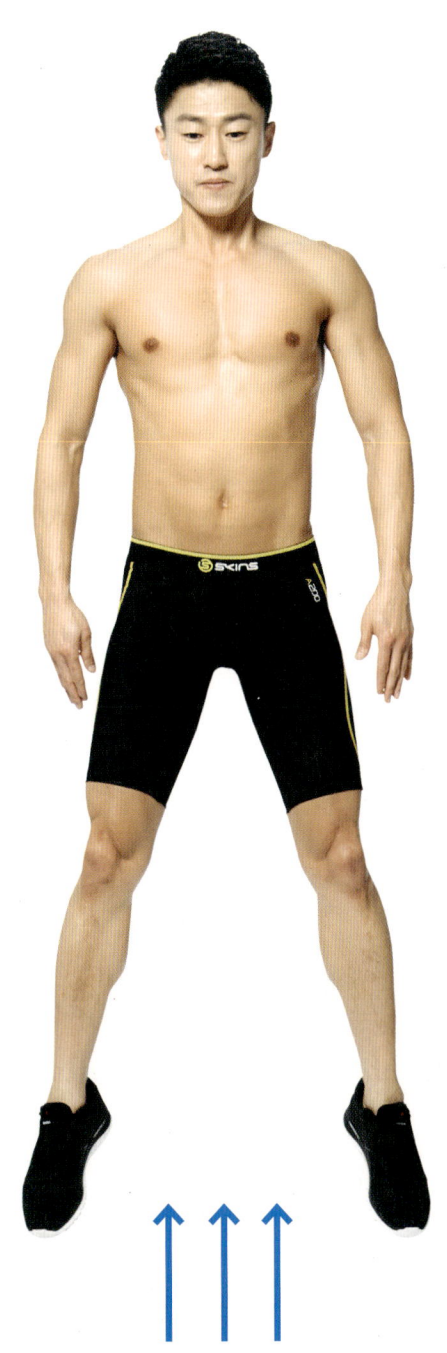

3 이어서 몸을 공중에 띄운다는 느낌으로 점프한다.

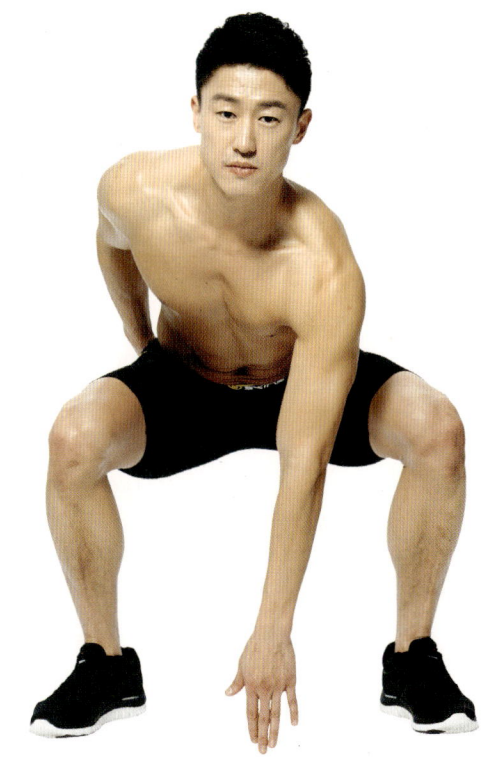

4 점프 후 허리를 펴고 무릎을 바깥 방향으로 구부려 앉으며 왼손으로 바닥을 터치한다.

4 WEEK

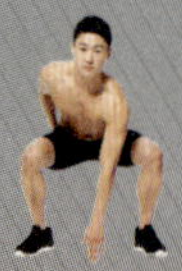

금요일 | 엉덩이 25 > 제자리 반복 런지

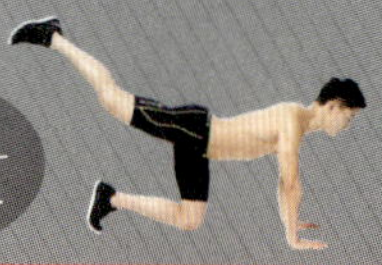

20회 × 3세트

한쪽 다리를 앞으로 내딛고 몸을 수직으로 곧게 내리는 런지 자세에서 몸을 일으켜 세웠다가 앉기를 반복한다. 수축과 이완을 반복해 더욱 탄탄하고 결이 선명한 허벅지를 만들 수 있다.

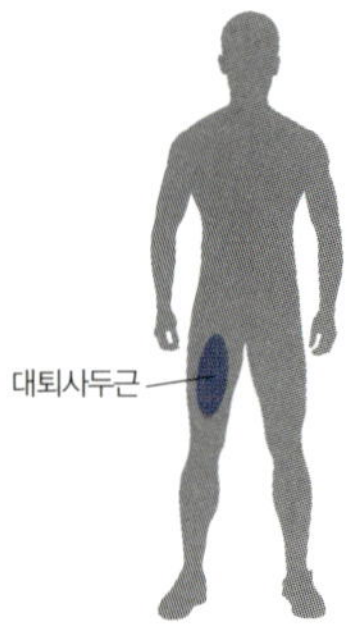

대퇴사두근

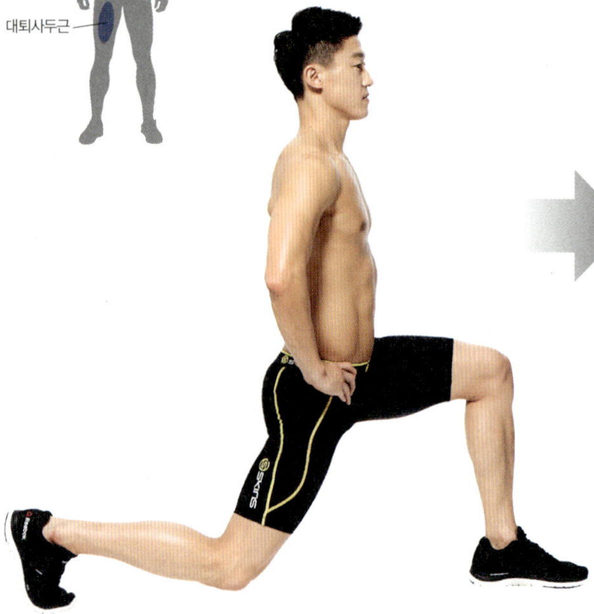

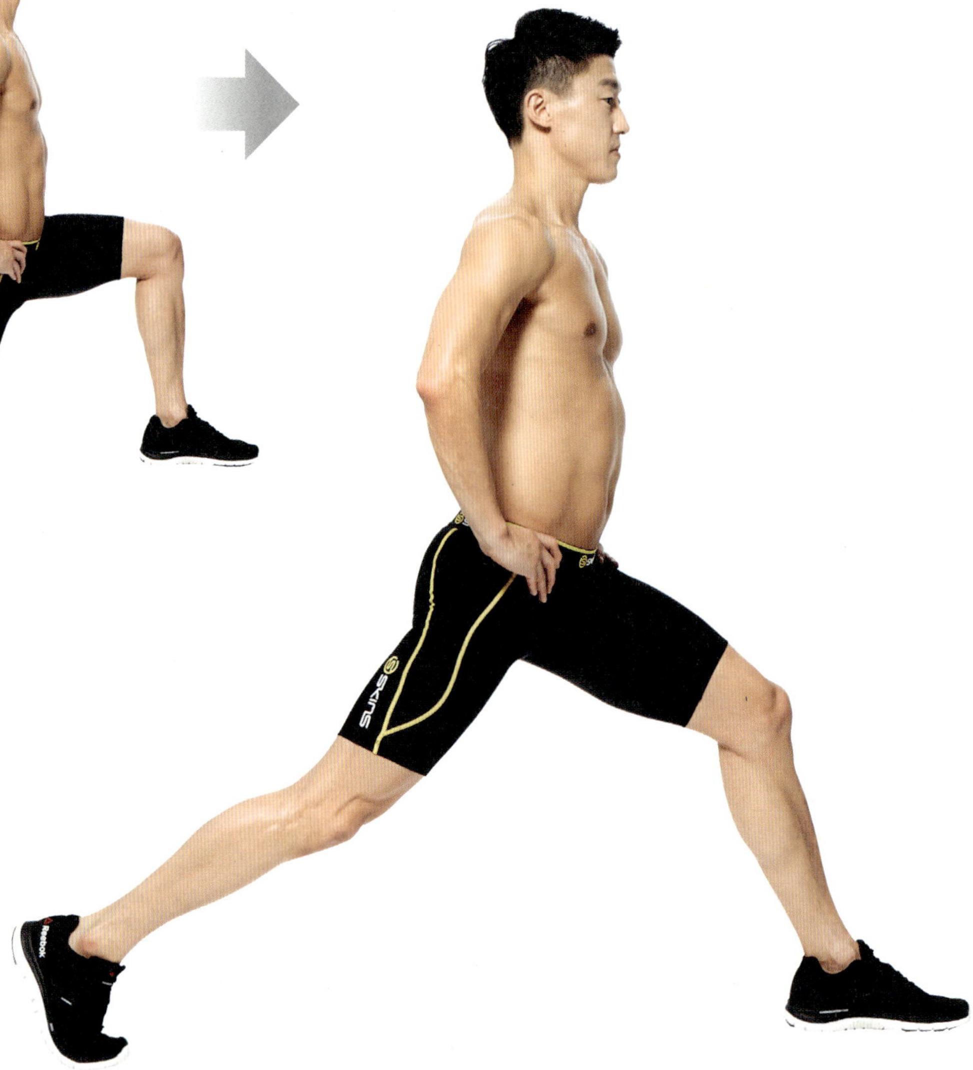

1 왼발을 앞으로 크게 내딛어 직각으로 굽힌다. 이때 숨을 내쉬면서 오른쪽 무릎이 거의 바닥에 닿을 만큼 구부린다.

2 숨을 크게 들이마시면서 천천히 몸을 일으켜 오른쪽 무릎을 살짝 편다. 1로 돌아와 반대쪽도 실시한다.

4 WEEK

금요일 | 엉덩이 26 〉 깊숙이 힙업 런지

20회 × 3세트

다리를 고정하는 위치가 높을수록 엉덩이와 허벅지에 가해지는 자극의 강도가 커지므로, 자신의 운동량과 근력에 맞춰 짐볼, 소파, 침대, 탁자 등 발을 올리는 물체의 높이를 조정해 보자.

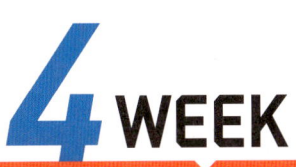
대둔근

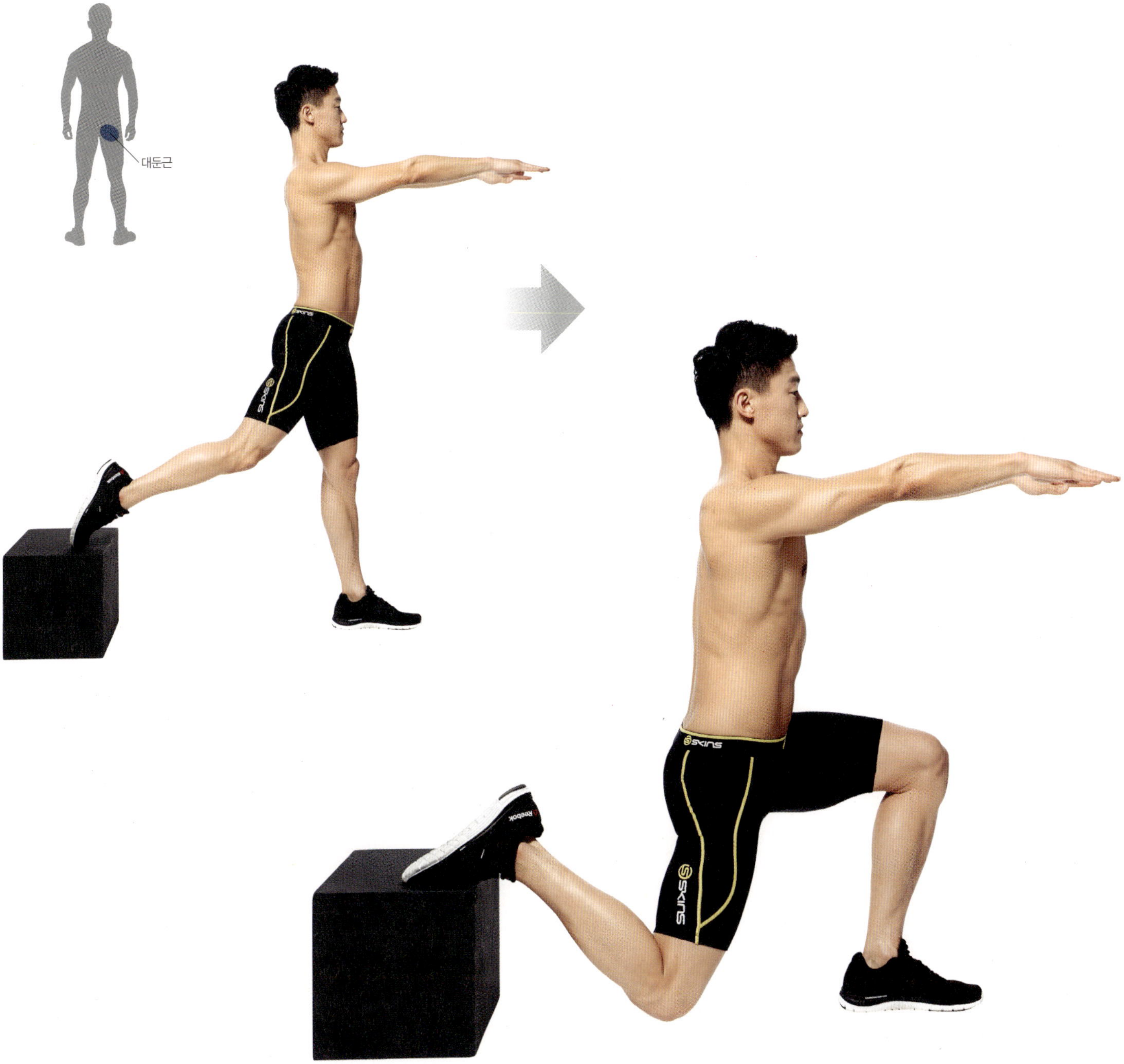

1 팔을 앞으로 나란히 자세로 들고 서서 오른쪽 발끝을 의자 위에 살짝 올린다.

2 오른쪽 무릎이 바닥에 거의 닿을 만큼 구부렸다가 일어난다. 왼쪽 무릎이 발끝을 넘어서지 않게 주의한다. 1로 돌아와 반대쪽도 실시한다.

4 WEEK ▶▶▶ 화·목·토요일
다리 4 런지&스쿼트

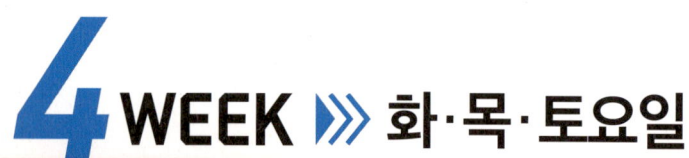

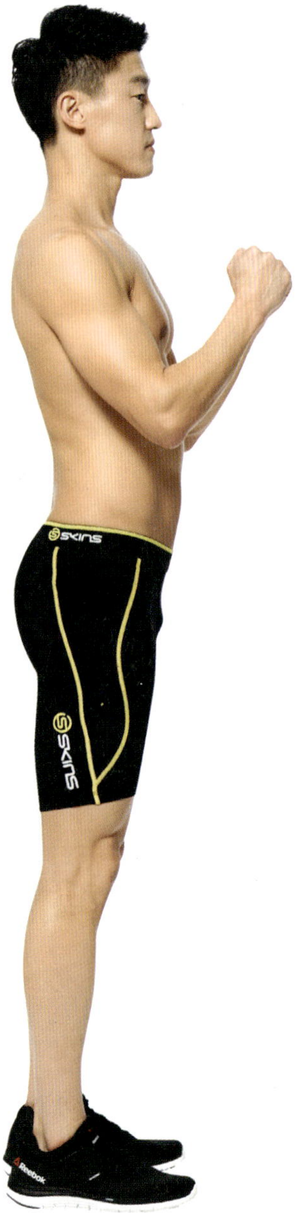

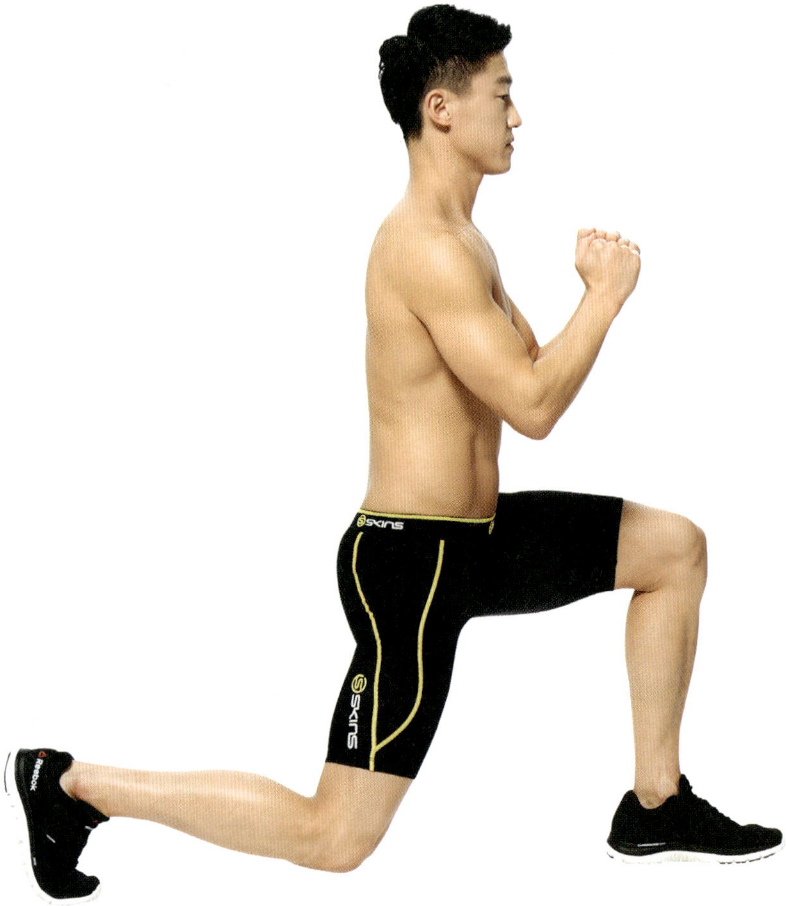

1 다리를 어깨너비로 벌리고 주먹 쥔 손을 가슴 앞에 자연스럽게 모은다.

2 왼발을 앞으로 크게 내딛어 무릎을 직각이 되도록 구부린다. 오른쪽 무릎은 바닥에 닿을 만큼 굽힌다.

20회×3세트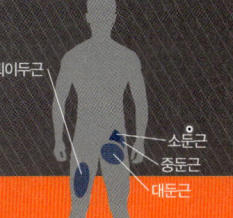

런지와 스쿼트를 연이어 시행하여, 하체 근육에 반복적인 자극을 주는 동작이다. 무릎이 직각에 가까울수록, 보폭이 클수록 엉덩이 근육이 강한 자극을 받는다. 단, 무릎이 발끝을 넘어서지 않도록 주의한다.

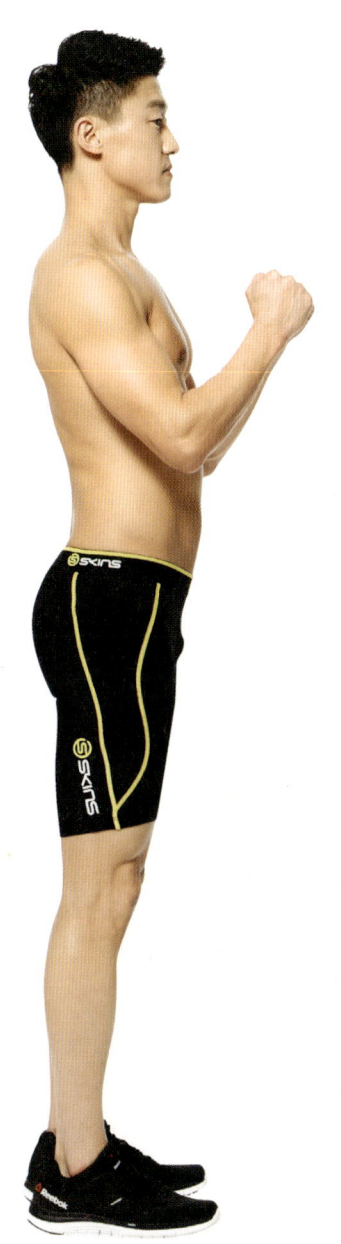

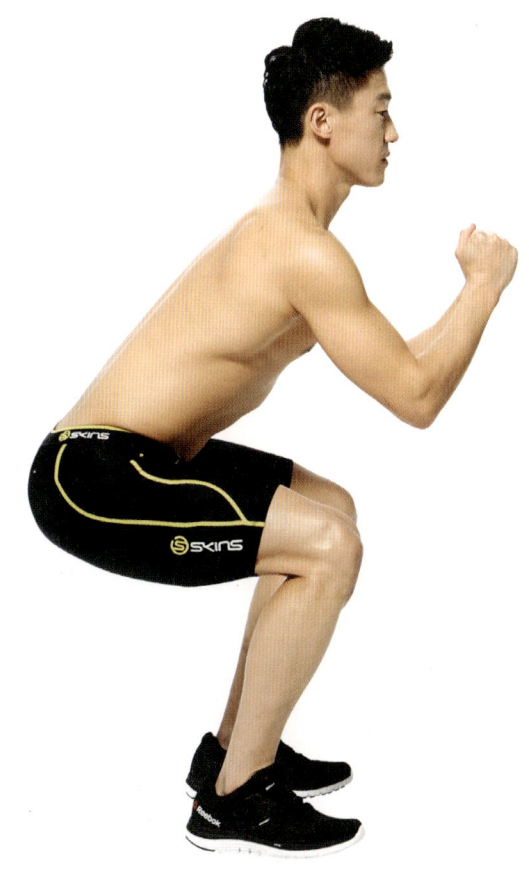

3 천천히 일어서며 굽혔던 무릎을 펴고 왼발을 뒤로 내딛는다.

4 허리는 펴고 엉덩이를 뒤로 천천히 빼면서 무릎을 굽혀 앉아 1~2초 정지한다. 천천히 일어나며 1로 돌아와 반대쪽도 실시한다.

4 WEEK ▶▶ 화·목·토요일

허리 4 　엎드려 물장구치기

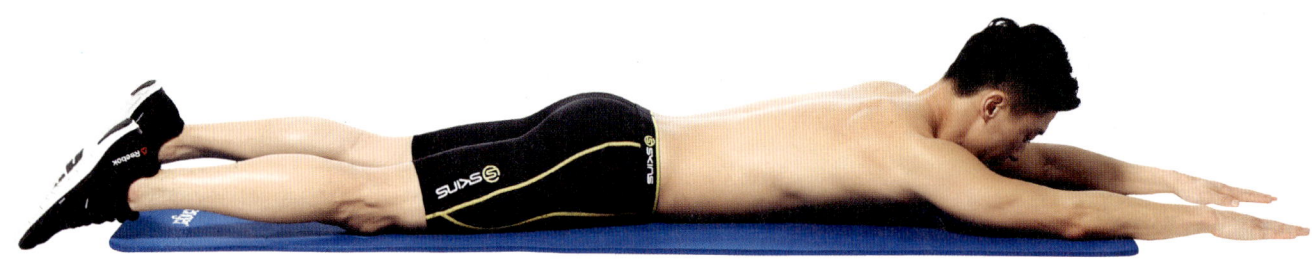

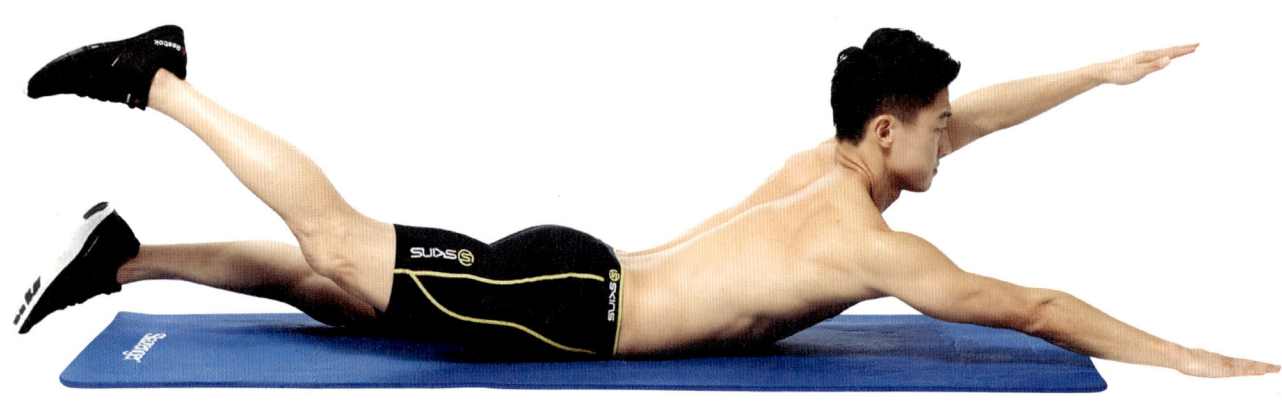

1 팔과 다리를 쭉 펴고 바닥에 엎드린다. 이때 시선은 바닥을 향한 채 고개만 살짝 든다.

2 허리에 힘을 주고 왼팔과 오른쪽 다리를 천천히 들어 올렸다가 내린다.

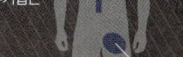

20회×3세트

등, 허리, 엉덩이, 허벅지의 근육을 모두 자극하는 강도 높은 전신 근육 운동이다. 평소에 거의 사용하지 않는 부위를 단련하는 운동이므로 부상을 예방하기 위해 반드시 워밍업 스트레칭을 해야 한다.

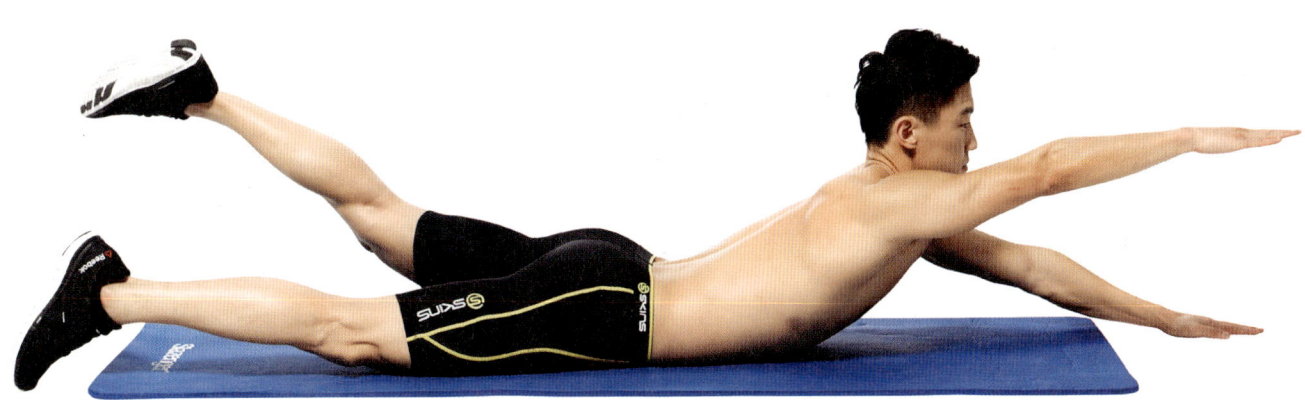

모든 동작을 반동 없이 근육의 힘으로 시행한다.

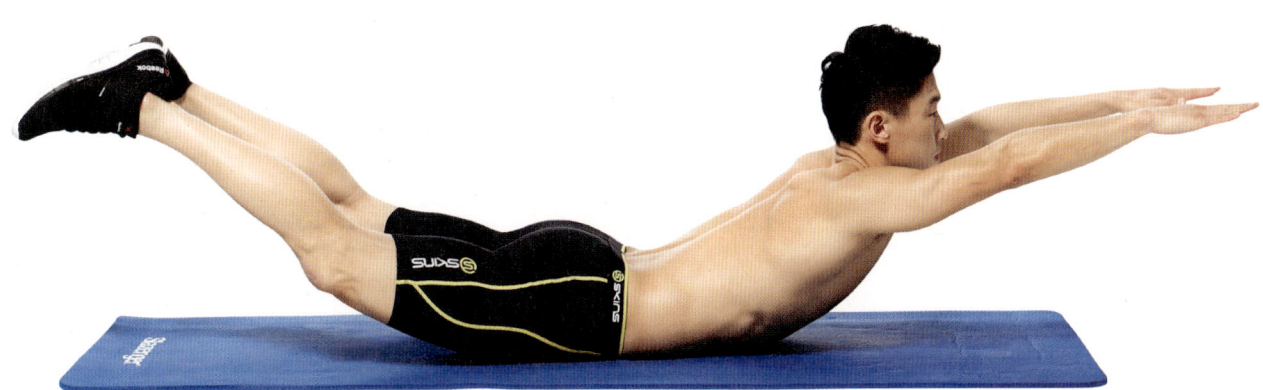

3 이번에는 오른팔과 왼쪽 다리를 천천히 들어 올렸다가 내린다.

4 팔과 다리를 동시에 들어 올린다. 1로 돌아와 동작을 반복한다.

4 WEEK ▶▶▶ 화·목·토요일

허벅지 4 · 옆으로 누워 위로 발차기

20회 × 3세트

옆으로 누운 몸통을 기준으로 다리의 위치에 따라 자극받는 엉덩이 근육이 달라진다. 다리를 수직으로 들어 올리면 중둔근, 후방으로 올리면 대둔근, 전방으로 올리면 측면의 대퇴근막장근이 자극을 받는다.

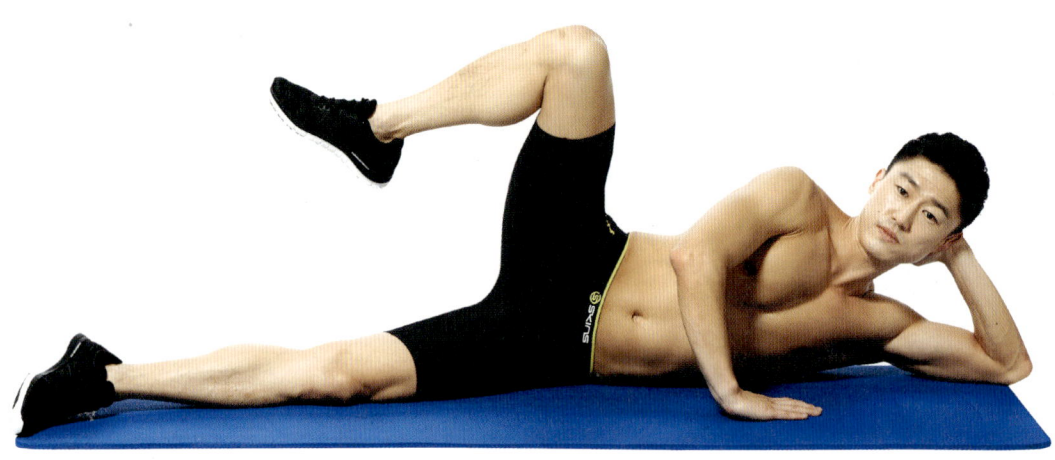

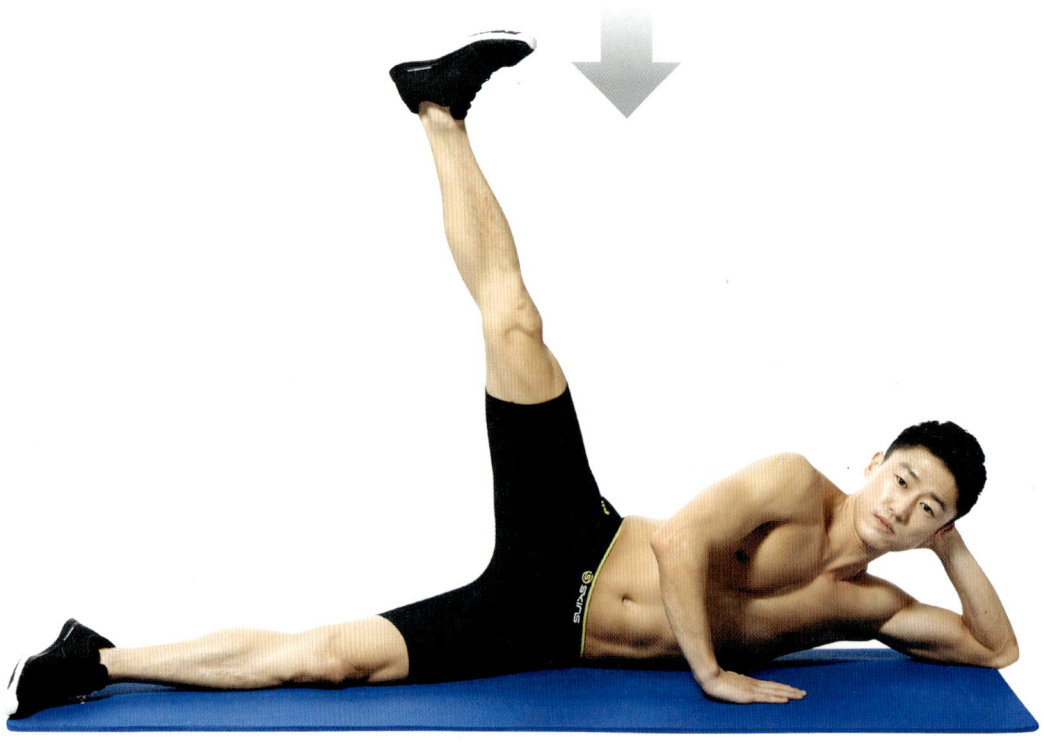

1 팔베개를 하고 옆으로 눕는다. 왼쪽 다리는 고정한 채 오른쪽 무릎을 굽혀 들어 종아리와 바닥이 평행이 되게 한다.

2 무릎을 곧게 펴서 다리를 높이 차올렸다가 1로 돌아와 왼쪽도 실시한다.

4 WEEK ▶▶▶ 화·목·토요일

복부 4 크로스 크런치

20회 × 3세트

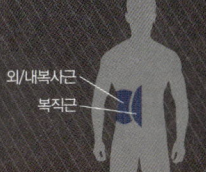

쉽게 빠지지 않는 옆구리 살을 정리하고 라인을 탄력적으로 잡아주는 동작이다. 상체를 단순히 들어 올린다는 느낌이 아니라 비틀어서 일으킨다는 느낌으로, 하체를 고정한다는 느낌으로 반복해야 운동 효과가 좋다.

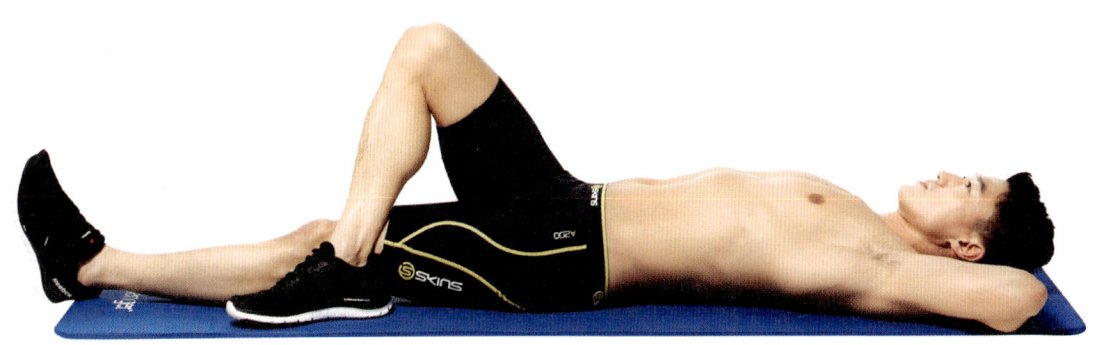

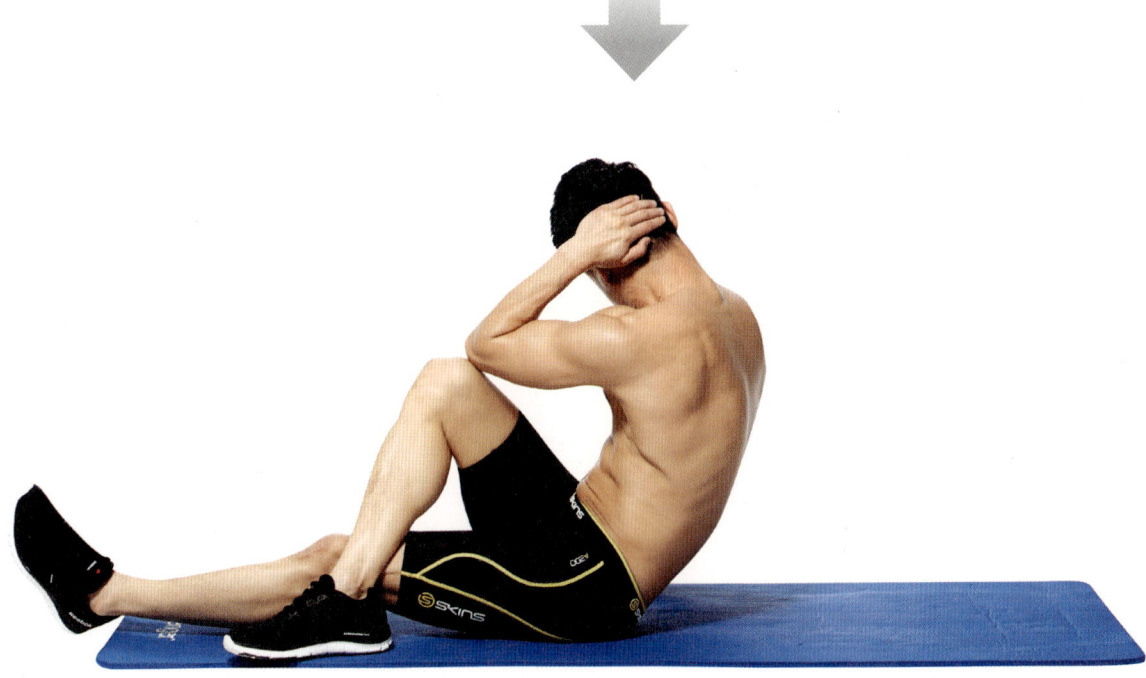

1 바닥에 누워서 오른쪽 무릎을 세우고 왼쪽 무릎 너머 바닥을 딛는다. 왼팔은 머리 뒤에 댄다.

2 상체를 비틀어 일으키며 머리를 받치고 있는 왼쪽 팔꿈치로 오른쪽 무릎을 가볍게 터치한다. 1로 돌아와 반대쪽도 실시한다.

엉덩이 운동 Q&A

엉덩이 운동을 할 때 꼭 알아야 할 것들

Q 강한 하체를 만들기 위해서는 엉덩이 운동에 집중하라고 합니다. 그런데 왜 다른 부위들을 두고 엉덩이부터 운동하라고 하는 것인가요?

먼저 우리 몸을 구성하고 있는 근육, 특히 하체 근육의 유기적 연결 관계에 대해 설명드려야 할 것 같습니다.
말벅지, 힘의 원천 허리, 강하면서 매끈한 근육질 다리 등 흔히들 이상적으로 여기는 '남자의 하체'를 떠올려보세요. 그리고 전체적으로 조망한다고 생각해 보세요. 허벅지와 허리, 다리를 모두 잇는 신체 부위는 바로 엉덩이입니다. 실제로 하체의 모든 근육은 엉덩이 근육을 중심으로 연결되어 있지요. 하체의 구조와 근육의 연결을 생각해 보면, 우리가 몸을 움직이며 사용하는 모든 힘은 엉덩이 근육에서 나온다고 해도 과언이 아닙니다.
특히 식스팩을 만들기 위한 복부 운동이나 몸 중심부 근육 강화를 위한 허리 운동 역시 실질적으로는 엉덩이의 폭발적인 힘으로 운동하는 것입니다. 강한 엉덩이 근육이 존재하지 않으면 허벅지나 허리 근육으로는 할 수 있는 것이 거의 없습니다. 그러므로 하체에서 특정 부위의 근력을 증가시키려면 반드시 엉덩이 근육을 강화하는 것이 우선되어야 합니다.

Q 엉덩이가 다른 부위에 비해 너무 커서 전체적으로 둔해 보입니다. 어떻게 해야 하나요?

보통 엉덩이 형태에 대한 고민은 크게 두 가지로 나눌 수 있습니다. 첫째, 엉덩이가 다른 부위에 비해 크다는 것. 둘째, 엉덩이가 아래로 쳐져 보인다는 것.
엉덩이가 다른 부위보다 크다는 것은 후천적인 원인이 작용합니다. 습관적으로 앉아서 보내는 시간이 많거나, 오랫동안 앉아서 일하는 경우 엉덩이에 지방 축적이 심화되므로 다른 부위에 비해 커지게 됩니다.
엉덩이가 쳐져 보이는 것은 척추 끝이 몸 안쪽으로 말려들어 갔을 가능성이 큽니다. 척추 끝은 엉덩이 근육과도 맞닿아 있어서, 엉덩이 근력이 부족하면 척추가 제자리에서 벗어나고, 그 결과 엉덩이가 쳐지면서 다리가 짧아 보이기까지 합니다.
엉덩이 형태에 관한 고민들을 모두 해결하는 방법은 한 가지뿐입니다. 엉덩이 근력에 도움이 되는 운동들을 하십시오. 책상이나 의자를 잡고 서서 다리를 뒤나 옆으로 들어 올리는 동작만 꾸준히 해도 큰 효과를 볼 수 있습니다. 만약 체중이 평균보다 많이 나간다면 전신 근력 운동과 함께 매일 유산소 운동을 병행하세요. 엉덩이의 지방을 줄이면서, 근육을 붙여 힙업과 함께 다리가 길어 보이는 효과까지 얻을 수 있습니다.

Q 심하게 마른 체형은 아닌데 엉덩이가 너무 없어 보여서 옷을 입어도 핏이 살아나지 않아 걱정입니다. 어떤 운동을 해야 하나요?

남성들은 마른 체형이 아닌데도 엉덩이가 하체 비율에 비해 유독 작은 경우가 많지요. 엉덩이가 작고 납작해서 빈약해 보이기까지 하다면 운동을 통해 꾸준히 단련해야 합니다. 엉덩이에 도움되는 운동으로는 스쿼트(Squat), 런지(Lunge), 힙 익스텐션(Hip extension), 브릿지(Bridge) 등이 대표적입니다.
스케줄에 따라 규칙적으로 운동을 하는 것도 중요하지만, 근육에 정확한 자극이 가해지도록 운동하는 것이 최우선입니다. 근육통이 느껴질 정도의 자극을 준 뒤 휴식을 취하고 다시 자극을 가하는 방법이 반복되면 근육량을 점차 늘릴 수 있습니다. 그러다 보면 어떤 옷을 입든 핏이 잘 살아나는 매력적인 뒤태를 완성할 수 있을 것입니다.

Q 오랫동안 앉아서 일하다 보니 허리와 엉덩이에 통증이 심합니다. 운동을 하면 무리가 되지 않을까요?

오랫동안 앉아서 일하는 분들을 보면, 허리와 복부를 잡아주는 근육의 힘이 약해지면서, 심한 경우 엉덩이까지 저릿저릿한 증상을 호소하기도 합니다.
이런 증상을 완화하려면 엉덩이 운동과 전신 스트레칭을 하면서, 코어 운동으로 몸의 중심부인 복부와 허리를 강화해야 합니다. 단 몇 초라도 허리를 돌려주거나 상체를 바르게 펴서 굳어있는 근육을 풀어주세요.
그러나 증상이 너무 심한 경우에는 무작정 운동을 하다가 몸에 무리를 줄 수 있으니, 트레이너와 상담 후 적절한 운동 처방을 받아야 합니다.

강한 엉덩이를 만드는 고강도 트레이닝

스타들의 노하우

이범수
하드코어 트레이닝으로 탄생한
탄력 넘치는 근육질 하체

집중 운동 기간 8주
체지방&근육량 변화 체지방 15% 감소, 근육량 10% 증가

논스톱 하드코어 트레이닝으로 극대화한 효과

일주일에 3번, 하루 40분씩 논스톱 하드코어 트레이닝으로 탄력 넘치는 근육질 하체를 완성한 배우 이범수. 그의 운동 포인트는 하체 운동과 상체 운동의 쉼 없는 결합으로 심장과 폐의 기능을 최대한 높이고 동시에 최대 근력을 만드는 것이었다. 예를 들어, 5km를 달리면서 양손에 덤벨을 들고 어깨, 팔, 등 운동을 함께 실시하거나 강도 높은 근력 운동 6~7가지를 논스톱으로 시행하는 것이다. 결국 40분간 유산소, 상체, 하체, 복부 근력 운동을 동시에 실시하게 되는 셈이다. 이러한 논스톱 하드코어 트레이닝은 실제로 40분을 운동하지만 그 효과는 160분을 운동하는 것과 맞먹는다.

맨몸 운동으로 근력의 변화를 마주하다

고강도의 트레이닝을 진행할 때 맨몸으로 운동하는 것이 기구로 운동하는 것보다 훨씬 힘든 게 사실이다. 더구나 하드코어 트레이닝을 하면서 고단백·섬유질 위주의 식단을 철저하게 지킨다는 것은 매우 힘든 일이다. 하지만 이범수는 운동을 단 한 번도 거르지 않았고 식단 또한 철저히 지켰다.
혹독한 운동 스케줄에 슬슬 지칠 만도 한 2주차부터는 더욱 의욕적으로 운동했다. 매일 마주하는 몸이라 눈에 띄는 변화를 보기는 어려웠지만 하루하루 옷맵시가 달라지고 있음을 스스로 느낀 것이다. 특히 드라마나 영화에서 수많은 화제를 불러일으켰던 상체에 비해, 거의 공개하지 않던 하체의 라인이 드라마틱하게 달라졌다. 상체와 하체의 균형이 서서히 제자리를 찾으면서 다리가 길어 보이고 키가 커 보이는 효과를 직접 체험하게 된 것이다.

끈기와 집중력으로 완성한 탄탄한 근육

무려 10여 년간 운동을 했지만 몸이 불어나기만 할 뿐, 원하는 몸이 만들어지지 않는다며 찾아왔던 배우 이범수. 그는 끈질긴 노력과 고도의 집중력으로 8주 만에 마치 조각한 듯 탄탄한 근육질의 몸을 만들 수 있게 되었다. 그는 이후로도 7년 넘는 시간 동안 나와 함께 꾸준히 운동하며, 한결같이 자기 관리에 철저한 노력을 쏟아붓고 있다. 아무리 피곤해도, 스케줄이 늦게 끝나 자정이 가까운 시간에도 주 5회 운동을 반드시 지키는 의지력 덕분에 선명하면서도 탄력 넘치는 몸을 만들 수 있었다고 생각한다.

송중기
자연스러우면서도 야성미 느껴지는 하체

집중 운동 기간 12주
체지방&근육량 변화 체지방 8% 감소, 근육량 8% 증가

크기보다 밀도를 높인 하체 근력 운동을 하다

꾸준히 운동을 함께 해왔던 송중기가 어느 날, 영화 <늑대소년>의 시나리오를 들고 찾아왔다. 섬세한 몸매 라인을 그대로 유지하되, 거칠면서도 자연스러운 근육질 몸매를 만드는 것이 목표였다. 곧바로 체력을 향상시키며 근육을 매끈하게 다듬고 섬세하게 조각하는 훈련에 돌입했다.
처음 1개월은 체력을 높이고 근육량을 늘려 체중을 증가시켰다. 동작은 작지만 전신에 힘이 들어가는 스쿼트, 푸시업, 런지, 턱걸이, 윗몸일으키기와 같은 맨몸 운동을 15회씩 5세트 정도 반복했다. 이후 2개월은 엉덩이와 허벅지를 집중적으로 단련하는 운동을 통해 세부 근육을 만들었다. 제자리 점프, 런지, 전진 푸시업, 사이드 뛰기 등을 20회씩 5세트를 반복했다. 또한 세트간 휴식 시간 없이 논스톱으로 진행되는 유산소성 근력 운동을 실시해 과하지 않으면서 밀도 높은 근육을 만들었다. 그 결과, 트레이닝 전보다 더욱 자연스러우면서도 야성미가 느껴지는 몸으로 변신할 수 있었다.

의상 협찬
리복(PR Agency 퓨어컴) 02-3446-4058 | 스킨스 080-568-5600

엉덩이 빈약한 남자 탈출 프로젝트

남자의 힙을 완성하는 절대 10분

펴낸날 초판 1쇄 2015년 4월 15일

지은이 정주호

펴낸이 임호준
이사 홍헌표
편집장 김소중
책임 편집 김희현 | **편집 2팀** 장문정 김보람
디자인 왕윤경 김효숙 | **마케팅** 강진수 권소희 임한호
경영지원 나은혜 박석호 | **e-비즈** 표형원 이용직 김준홍 고연정 최서경

사진 김범경
인쇄 (주)웰컴피앤피

펴낸곳 비타북스 | **발행처** (주)헬스조선 | **출판등록** 제2-4324호 2006년 1월 12일
주소 서울특별시 중구 세종대로 21길 30 | **전화** (02) 724-7684 | **팩스** (02) 722-9339

이 책은 저작권법에 따라 보호를 받는 저작물이므로 무단 전재와 무단 복제를 금지하며,
이 책 내용의 전부 또는 일부를 이용하려면 반드시 저작권자와 (주)헬스조선의 서면 동의를 받아야 합니다.
책값은 뒤표지에 있습니다. 잘못된 책은 바꾸어 드립니다.

ISBN 979-11-85020-79-2 14690
      979-11-85020-77-8 (set)

- 이 도서의 국립중앙도서관 출판예정도서목록(CIP)은 서지정보유통지원시스템 홈페이지(http://seoji.nl.go.kr)와
  국가자료공동목록시스템(http://www.nl.go.kr/kolisnet)에서 이용하실 수 있습니다. (CIP제어번호 : CIP2015009965)

- 비타북스는 독자 여러분의 책에 대한 아이디어와 원고 투고를 기다리고 있습니다.
  책 출간을 원하시는 분은 이메일 vbook@chosun.com으로 간단한 개요와 취지, 연락처 등을 보내주세요.

비타북스는 건강한 몸과 아름다운 삶을 생각하는 (주)헬스조선의 출판 브랜드입니다.